铸魂育人，启智润心

中药学魅力课堂

刘　宇　著

中国纺织出版社有限公司

图书在版编目（CIP）数据

铸魂育人，启智润心 ：中药学魅力课堂 / 刘宇著
. -- 北京 ： 中国纺织出版社有限公司， 2023. 4
ISBN 978-7-5180-1024-0

Ⅰ. ① 铸… Ⅱ. ① 刘… Ⅲ. ① 中药学 Ⅳ. ① R28

中国国家版本馆 CIP 数据核字（2023）第 042815 号

责任编辑：樊雅莉 责任校对：王花妮 责任印制：王艳丽

中国纺织出版社有限公司出版发行
地址：北京市朝阳区百子湾东里 A407 号楼 邮政编码：100124
销售电话：010—67004422 传真：010—87155801
http://www.c-textilep.com
中国纺织出版社天猫旗舰店
官方微博 http://weibo.com/2119887771
天津千鹤文化传播有限公司印刷 各地新华书店经销
2023 年 4 月第 1 版第 1 次印刷
开本：880×1230 1/32 印张：11
字数：220 千字 定价：78.00 元

本书部分内容为以下研究项目建设成果：河北省 2022 年省级专业学位教学案例（库）立项建设项目（KCJSZ2022070）；河北中医学院首批研究生教育教学改革研究建设项目（XYJG2023009）；河北省高等教育教学改革研究与实践项目（2021GJJG274）

刘宇，河北中医学院副教授，医学博士。中国民族医药协会健康科普分会理事、世界中医药学会联合会翻译专业委员会委员、中国研究型医院学会中西医结合新药创制专业委员会会员、河北中医学院课程思政教学研究中心成员、河北中医学院药学院新生中药文化入学教育常任主讲教师、青年教师教学导师、学生学风建设导师、"药苑青椒"协同创新教研小组召集人。长期担任各专业中药文化之旅、中药文化精粹、中药学、临床中药学、中药认药实习、中药安全与合理用药导论、本草美文鉴赏（汉英双语）、药苑幽香（汉英双语）、燕赵医家学术特色概论（汉英双语）、中医药抗疫简史（全英文）、中医基础概论（西班牙语）等课程的理论及实践教学任务。擅长基于课程思政的中药文化内涵式教学及多语种专业课教学。曾获教育部全国高等学校中药学类专业青年教师教学设计大赛一等奖、教育部全国高等学校中药学类专业"课程思政"教学论文大赛一等奖、河北中医学院首届"课程思政"教学设计大赛一等奖、河北中医学院青年教师教学（授课）大赛决赛二等奖（第四届、第七届）、河北中医学院教学成果三等奖、河北中医学院"课程思政"优秀课堂负责人。

编者的话

　　中药学是高等中医药院校的基础课、必修课、桥梁课，在内容上，包罗万象、涵盖古今，多学科嵌套、多领域交织的特点十分鲜明；在内涵上，植根于悠久灿烂的中华文明，体现着古朴的哲学思想、至诚至爱的人文情怀和生命至上的时代精神，博大深刻的特性显露无疑。中药学科的丰富性、延展性和深刻性远远超出了教材界限，完全可以将课堂打造成融文化、思政、德育于一体的"魅力之旅"，收到铸魂育人，启智润心的效果。

　　《铸魂育人，启智润心：中药学魅力课堂》凝结了作者多年来在中药学教学中的求索、实践、领悟和思考，阐述了"课程思政"要素在中药学中的挖掘、提炼与融入，强调了中华优秀传统文化对中药学教学的促进作用，展示了基于经典文化与思政案例的优秀教学设计与授课技巧，记录了青年教师在打造精彩、非凡、卓越的中药课堂过程中的独特体会与感触。本书可供高等中医药院校教学科研工作者、广大师生和中医药爱好者参考使用。

刘　宇

2023 年 3 月

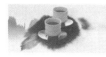

目 录

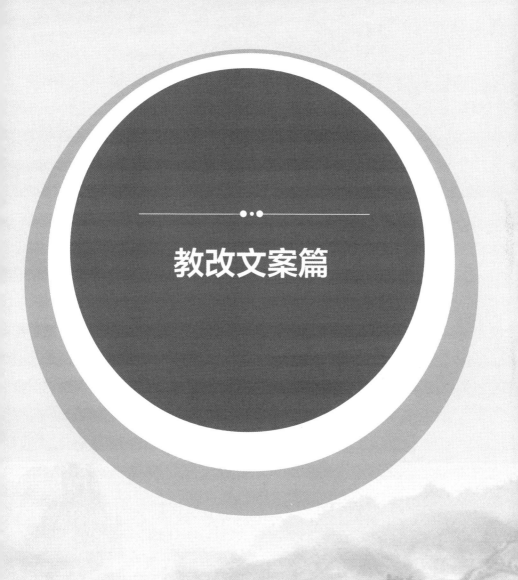

教改文案篇

课程思政融入中药学教学的探索与实施

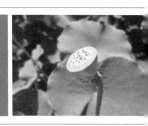

中药学是高等中医药院校的核心基础课程，包含着丰富的中华本草知识，映衬着博大的医药文化底色，彰显着厚重的华夏文明精髓，其多专业嵌套、多领域交织、包罗万象、别具一格的学科特点，可在教学中使学生感受到满满的正能量和浓浓的主旋律，为课程思政的有效融入与实施，提供了内容丰富的优秀素材和铸魂育人的广阔平台。笔者就如何在中药学教学中恰当地融入课程思政进行了初步的探索与实践，简介如下，以飨同道。

1 实施中药学课程思政，须坚持"六字方针"

在中药学的课堂上谈理想、说奋斗、讲政治，不是一件容易的事，对主讲教师的思政水平[1]和业务素质，都提出了极高的要求。但是课程思政在专业课的融入，对于有效提升课堂教学效果，打造让学生"过目不忘、铭记一生"的"金课"有重要的意义。要想在中药学的课堂上搞好课程思政，须坚持"懂、透、精、趣、情、德"的"六字方针"。这六字方针，最早是由浙江大学数学系苏德矿教授提出，延展至中药学的教学，依然十分适用。"懂"，就是要明白当代大学生的心理特点和认知期待，也就是说，要弄懂课程思政对提高中医药类课程教学效果的示范引领和巨大推动作用。在课程准备时，任课教师要自觉懂得深挖课程背后的思政元素，争取次次有惊喜、课课有感动，使自己的课堂像磁铁一样具有永恒的吸引力。"透"，就是要讲透课程思政的深刻内涵，使学生入脑入心，而不是对案例的简单陈述和罗列。如在活血化瘀药乳香和没药的讲授中，专门设计"丝路中药情"专题，不仅要让学生明白教材中的许多中药均游走于"丝绸之路"，还要向学生介绍中医药在"一带一路"国家战略中发挥的重要作用，进而激发学生的学习热情[2]；在止血药三七的讲授中，向学生讲述曲焕章创制云南白药的动人事迹，引导学生透过事件本身，体会伟大药学家的高尚情怀，进而激励青年学子立大志、成大事，坚定"做好药，为中国"的高尚情怀。"精"，就是对于课程思政的经典案例，要做到精心遴选、精彩呈现、精准讲授。思政案例要切实际、接地气，尽量选择广大学生耳熟能详的经典实例；注意观察学生的表情神态，恰当运用合适的课堂引入手法，始终吸引学生注意力；教师在课堂上要热烈激昂、饱含深情，通过讴歌先进人物的优秀事迹，使学生在熟谙药性的同时，深切感受到榜样的力量，打造有文艺范儿的中药课。"趣"，就是在语言表达[3]上，要风趣幽默、寓教于乐，尽量避免严肃而生硬的说教，使学生能充分感受到轻松快乐。例如，在清热凉血药牡丹皮的讲解前，可现场吟唱电影插曲《牡丹之歌》，引导学生从歌词中体味药物的功用特征；再如，课程中后段可开设"动物世界"专题，通过引入文学作品中的形象语言，引导学生自主总结体会虫类药的药性特点。"情",就是希望通过层出不穷的思政案例,使学生能充分体会到一个个生动案例背后的热情、感情与温情,从而深深地爱上这门课程并全身心为之付出,这也是课程思政融入中药学教学的出发点和落脚点。"德",就是将中药学课堂打造成为德育教育的"主战场"。例如,在讲授中药学发展史中的"神农尝百草"部分,点出远古仙人不畏艰险、造福苍生之德;在讲述泻下药巴豆时引入名医王肯堂与李中梓的佳话,强调名家大师襟怀宽广、互尊互敬之德;在紫苏子、白芥子和莱菔子的讲授中,重点介绍《韩氏医通》的背景知识,引出古代名医的忠孝敬老、大爱无疆之德;在远志、麝香等药的讲授中,通过姜维、诸葛亮等历史人物的事迹,彰显先贤忠君爱国、建功立业之德。坚持并践行以上的"六字方针",需要教师付出极大的时间、精力和心血,但那样的课堂,必定会让每名学子心驰神往、钟爱一生。

2 中药学课程思政素材的遴选与课堂实施

要用好课堂教学这个主渠道,除思想政治理论课外,其他各门课程都要"守好一段渠、种好责任田"。中药学这门课的"责任田"就是:将讲授内容(中药)与中华传统文化、社会主义核心价值观和中华民族伟大复兴的中国梦紧密结合,春风化雨、润物无声。

2.1 以中药为视角,弘扬传统文化

华夏民族的先人,为了生存与繁衍,在同大自然的搏斗中,

自觉或不自觉地将中医药知识融入日常的衣食住行和社会生活的点点滴滴，经过千百年的积淀，形成了独特而悠久的中药文化[4]，它博大精深、历久弥新，早已深深镌刻在中国人的心中。在课堂讲授时，教师应由表入里、由浅入深地将传统文化要素缓缓植入于具体药物的介绍中，以文化这只"无形的手"，紧紧地抓住当代大学生那颗好奇求知的心，以本草为视角，将课堂打造成一场场精致优美的中药文化之旅[5]。例如，在薏苡仁、竹茹、芡实等药的讲授中，可以深入解读中药与饮食文化的关联；在菊花、吴茱萸、艾叶、石菖蒲等药的剖析时，可以详尽阐明中药在节庆（民俗）文化中的深刻寓意；在牛膝、狗脊、虎杖、地龙等药的讲稿中，可以巧妙地加入中药与生肖文化的特殊情结；在桑叶、淡豆豉、泽泻等药的介绍中，可以揭示中药与农耕文化的千丝万缕之联；在甘草、三七、知母、当归等的药性分析中，可以适时地进行中药对儒家文化的完美诠释……通过精心严谨的案例（药物）筛选、恰到好处地引入生动激情的语言表达，可为学生呈现具有浓郁文化气息的视听课堂而使其流连忘返。

2.2 以中药为底色，讴歌民族精神

民族精神是民族传统文化中维系、协调、指导、推动民族生存和发展的精粹思想，是一个民族生命力、创造力和凝聚力的集中体现。在授课的过程中，可以充分结合讲授内容，以中药为背景和底色，着力讴歌一味味本草背后蕴含的伟大民族精神。例如，在《神农本草经》的讲述中，可以引入《淮南子·修务训》中"神

农……尝百草之滋味，水泉之甘苦，令民知所避就……一日而遇七十二毒"的记载；在《本草纲目》的介绍时，可以突出强调明代药物学家李时珍博览群书，遍访四方，以身试药，不畏艰辛，历时廿七载编纂鸿篇巨著的伟大情怀，使学生将奉献精神和探索精神深驻心间。随着时间的推移和课程的不断深入，可向学生渗透：中药药用记载的不断扩充，药性理论的不断完善，临床用药的日趋成熟，都离不开一代又一代医药大家们的前仆后继和薪火相传。在讲述中药炮制时，可以通过介绍古法"九蒸九晒"地黄、何首乌、黄精及精心熬制阿胶的炮制过程，告诫学生"炮制虽繁，必不得省功夫；辅料虽贵，必不得短斤两"的古训，使学生将"工匠精神"铭记在心。在引入清热泻火药芦根时，可以借用诗经的名句"蒹葭苍苍，白露为霜"；在引入补虚药枸杞子时，可以吟诵唐代诗人刘禹锡的赞语"上品功能甘露味，还知一勺可延龄"，使学生在熟谙药物独特功效的同时，还可体会到深刻的人文精神。

2.3 以中药为媒介，彰显社会主义核心价值观

作为当代中医药学子，肩负着中国特色社会主义建设者和接班人的重大历史使命，必须将社会主义核心价值观内化于心、外化于行。作为高校教师，必须要提高政治站位、加强自身修养、把握时代要求，以课堂为主战场，将社会主义核心价值观的深刻内涵与精神实质[6]，寄寓到具体的中药讲解中，滋润学生心田，全面提升育人能力。如在教学实践中可向学生灌输：中医药事业的欣欣向荣和蓬勃发展，正是经济腾飞、国家富强的生动体现。在

课堂讲授、课间讨论与课后答疑环节，教师应鼓励和激发学生的积极性和主动性，多与学生分享经验、交流情感，教学相长，切实打造"共识、共享、共进"的"教学共同体"。在对中药药性的讲述中，运用准确严谨、深入浅出、诙谐幽默、旁征博引的语言，使学生充分感受到文化与文明的魅力。在中药配伍"七情"的讲授中，向学生渗透：药之七情如人之七情，与人相处，应该多一分"相须相使"，少一分"相恶相反"。在某些特定药物（如甘草、大枣等）的讲解中，向学生阐述：诸味药物，虽来源不一、药性各异，但在辨证论治的指导下，按照一定的治则治法组成方剂，分工明确、各司其职、并行不悖，共同发挥最佳的治疗作用，这恰恰是和谐统一的生动注解，也诠释了自由与法制的深刻内涵。在教学管理中，一视同仁、奖惩分明，尤其是在形成性评价的成绩测评上，坚持"谁用心、谁优秀"的原则，在充分激发学生首创精神的同时，使其处处感受到平等与公正的力量。借助中药背后的丰富与博大，在教师循循善诱的讲解中，让学生感到自己置身一个"有意义、有温度、有情怀"的课堂，收到"言有尽而意无穷"的良好授课效果。

2.4 以中药为起点，牢记使命、筑梦前行

在中药学的授课中，应适时向学生灌输当代中医药大学生肩负的重大而光荣的历史使命，并指出凡事预则立，不预则废，强调在每位同学的心中，都应该有个博学求源、厚德济世的梦，并通过勤求古训、博采众长、躬身实践来筑梦和圆梦，涓涓细流汇聚为滔滔江水，以自身的微薄之力为实现中华民族伟大复兴的中

国梦和中医药强国的目标而不懈奋斗 [7]。在课堂教学中，应将"中国梦"的阐释细化到具体药物背后的真实故事或史实中，使更自然、更贴切、更顺畅，避免说教感。例如，在青蒿的讲解中，可以引入屠呦呦研究员及其团队的"抗疟梦"；在石膏的讲解中，可以引入近代河北名医郭可明及其团队的"抗瘟梦"；在全蝎、蜈蚣等的讲解中，可以引入中国工程院院士吴以岭教授及其团队的"通络梦"等。引入名医名家的真实案例，使学生在熟知药性的同时，深切意识到，有梦固然值得肯定，但筑梦的过程从来不是一帆风顺的，需要有勤奋、勇敢、创新、协作的精神和奋斗终生的坚定信念。

3 多措并举，拓宽课程思政的实现形式

中药学是一门开放、综合且实践性较强的课程，与植物学、古代文学、历史学等学科领域均有一定交叉性和互补性。学生在学习的过程中，完全可以走出课堂、走近中药、拥抱自然、体验社会，这就为思政内容的介入提供了更丰富的形式和更宽广的舞台，也就是说，课程思政不应仅仅表现为"课堂思政"，而应打破教室的局限，让学生更多地走出去和动起来，通过多种形式的活动，为其创造亲眼所见、亲身体验和亲自实践的机会，充分领略中医药之美。

3.1 游学安国，感受千年药都非凡魅力

河北中医学院长期开设中药认药实习课程，带领学生赴河北

安国"数字化中药都"实地学习参观，领略"草到安国方成药，药经祁州始生香"的独特神韵。天圆地方的结构设计、古朴典雅的建筑色调、布局规整的沿街商铺、地道正宗的药材质量、特色鲜明的行话术语，都让学生徜徉在中药知识文化的广阔世界中，流连忘返；参观药王庙，深切领略邳彤氏为政清廉、精于医理、救死扶伤、造福苍生的大医情怀，从而使学生进一步厚实专业文化底蕴，增强民族自豪感。

3.2 开设课程，讲述清香本草别样情怀

笔者是长期担任"中药文化采菁"新生入学教育讲座[8]的主讲教师，从整体性、创造性、民族性、趣味性、艺术性等角度对中药文化的特点与内涵进行深入的讲解与阐释，通过向学生详细推介中药与历史文化、民俗文化、饮食文化、诗歌文化、名人文化、影视文化、体育文化等领域的紧密关联，通过极具代表性的典型实例的渗透，使新生感受到浓浓的暖意和深深的情怀，充分地领略到了本草之美，坚定了专业自信，长出了他们身上的第一根具有中药属性的"汗毛"，也让大学生涯第一步迈得充实而坚定。

3.3 躬身实训，激发历久弥新的创制豪情

在学校的药用植物园[9]和"国医堂"门诊部，通过教师的讲解，学生建立起中药形态与功效之间的生动联系[10]；利用校园内设立的河北省中药文化科普宣教基地，通过精心设置的模块，让学生亲自体验中药种植、采收、炮制、制剂的全过程，营造"模拟现场"

的浓厚氛围；安排别具特色的中药手工艺术品制作讲堂，极大地激发学生的创作热情，收到了十分满意的辅助教学效果。

课程思政的有效实施，真正做到了让学生"惊喜多多、感动多多、思考多多"，使其在课前，多了几丝兴奋和期待；在课中，多了几许心情和意境；在课后，多了几份思考与感悟，极大地培养和激发了学生的爱国精神、奉献精神、探索精神、传承精神、创新精神、工匠精神、人文精神，实现了精神层面上质的飞跃，实现了思想政治教育与知识体系教育的有效统一，为中药学的教学插上了腾飞的翅膀，为打造精彩、非凡、卓越的"金课"提供了有益的尝试。作为任课教师，应充分发掘和梳理专业课程中蕴含的思政教育元素和承载的思政教育功能，使专业与思政双轨并行、两翼齐飞[11]，健全全员育人、全过程育人、全方位育人的体制机制，实现知识文化教育与道德素质教育的有效统一。此外，应加强教学部门间的相互协作，在教学实践中设立质控环节，邀请社科部或马克思主义学院的相关专家教授莅临指导，多多听取学生意见建议，以便实时改正缺点不足，不断提升教学水平。

参考文献

[1] 陈思敏.中医药文化融入高等中医药院校思政课教学刍议[J].南京中医药大学学报（社会科学版），2018，19（4）：265-267.

[2] 吴晶晶，官翠玲，高山.一带一路背景下中医药院校对中医药文化认同的构建[J].世界科学技术—中医药现代化，2018，20（5）：775-778.

[3] 刘宇，张一昕.论中药学教学中艺术化的课堂呈现[J].湖南中医杂志，2018，34（10）：115-117.

[4] 袁颖，杨柏灿，朱国福，等.学以致道：中药文化属性融入学生中医素

质培养的探索 [J]. 中国中医药现代远程教育，2016，14（23）：1-2.

[5] 刘宇，韩雪，张一昕 . 开设中药文化之旅选修课的实践与探索 [J]. 广西中医药大学学报，2017，20（4）：75-77.

[6] 陈彦臻，陶嘉磊，邹玺，等 . 中医文化与社会主义核心价值观的内在契合研究 [J]. 中国医学伦理学，2017，30（11）：1423-1426，1436.

[7] 雷文，吴园园，冯静静 . 习近平新时代"三有青年"思想背景下增强中医药院校大学生人文素养研究 [J]. 科教导刊，2019（4）：97-99.

[8] 刘宇，张思雪，姜萌，等 . 对中医药院校新生开展中药文化入学教育讲座的实践探讨 [J]. 中医药导报，2019，25（7）：139-141.

[9] 吴兰芳，景永帅，韩晓伟，等 . 河北中医学院药用植物园的建设与应用 [J]. 亚太传统医药，2015，11（13）：142-143.

[10] 黄显章，王旭，张超云，等 . 中医学专业核心课程中药学教学改革探索 [J]. 光明中医，2016，31（17）：2592-2594.

[11] 杨蓬勃，靳辉，张建永，等 . 结合医药院校浅谈我国高等院校专业课与思政课的融合改革 [J]. 医学教育研究与实践，2018，26（3）：416-417.

（本文发表于《中医教育》2020 年 39 卷 3 期）

课程思政融入临床中药学课堂教学的认识与探讨

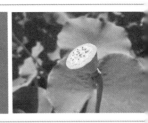

　　临床中药学是以临床安全、合理、有效用药为目的，研究中药基础理论和各药临床应用的重要学科，也是高等中医药院校的必修基础课程。笔者在教学实践中发现，临床中药学虽属传统意义上的专业课，但药材众多、内容丰富，具有"多学科嵌套、多领域交织"的特点，融医、药、文、史于一体，其综合性、延展性和深刻性已远远超出教材界限[1]，在当今以"课程思政"为时代背景和主体视角下的高教改革浪潮中，必将突显出独特的优势、韵味和魅力。

1　课程思政融入临床中药学课堂教学的可行性

　　"课程思政"是上海市教育主管部门在推进德育综合改革进程中率先提出的教育理念，主旨在于以专业课教学为突破口加强高校思想政治教育[2]，达到"春风化雨""润物无声"般的德育目标。临床中药学内容众多，包罗万象，为思政教育提供了广阔的发展空间、深厚的学科基础和坚实的专业力量。本课程虽以药性理论和功效应用为知识技能层面的学习重点，但因中医中药植根于悠久灿烂的中华文明，体现着古朴的哲学思想和至诚至爱的人文精神[3]，渗透着古代医家在救死扶伤、治病疗疾、养生保健等方面的高超技艺和高尚情操，因而完全可以将课堂打造成思政和德育教育的"新高地"。教师应以扎实渊博的知识储备、丰富多元的素材资料、生动传神的语言表达，使学生意识到每味中药的背后，都"隐藏着一个生动的故事，蕴含着一种深刻的思想，彰显着一份别样的情怀"，从而深入挖掘中药背后"悲天悯人"的博爱情怀和"大医精诚"的济世精神，详细解读中药的艺术语言、艺术形象和艺术意蕴，使学生在充满"文艺和文化范儿"的中药课中领略和体会中华医药文明的博大精深和非凡魅力。

2 课程思政融入临床中药学课堂教学的重大意义

临床中药学课程要求学生在一个学期（约4个月）内掌握120余味药物的功用主治，可谓时间紧、任务重；章节细碎、内容庞杂的特点往往使学生随着课程的不断深入而产生或多或少的枯燥甚至畏难情绪。作为授课教师，如能在典型（或重点）药物的讲授中巧妙地将思政内容穿插其中，则可收到耳目一新的效果，让学生感受到"不一样"的中药课，在恰到好处的德育引入和生动深情的讲述中，培养、培育和提升"六大精神"，实现知识技能和情感升华的"双丰收"。

2.1 增强学生的爱国精神

中药在5000年的历史长河中，为中华民族的生息繁衍和繁荣昌盛做出了突出而宝贵的贡献，是中华文明的"压舱石"之一，且随着时代发展而历久弥新，展现出旺盛的生命力和无可限量的潜能。在临床中药学总论"中药的起源与发展简史"部分的讲授中，可以通过教师娓娓道来的讲述，使学生体会到：中药学随着时代的变迁和王朝的更替，虽然经历了潮起潮落，体味了盛衰荣辱，但依然以其深厚底蕴和桴鼓之效昂立潮头、岿然不动。尤其是《中华人民共和国中医药法》的颁布实施[4]，更为中医药的发展和振兴注入了"强心剂"，吹响了古老医学扬帆再起航的号角。对此部分的讲解，可使学生以中药为切入点，"窥一斑而知全豹"地领略中华文明的源远流长和缤纷多彩，进一步巩固和夯实爱国情感，树立和坚定为中医药事业奋斗终生的决心和信念。

2.2　培养学生的奉献精神

救死扶伤、拯危扶弱、全力以赴、不图名利的奉献精神，是医学工作者的基本处事准则和行为操守，是"大医精诚"的生动注解，也是彰显"课程思政"的必然要求[5]。在临床中药学课堂教学中，教师应充分寻觅和挖掘优良素材，在一些重点药物的讲解中，不失时机又恰到好处地引入思政内容[6]，使学生领会药材背后的历史故事，体验"主人公"的高尚情怀，收到"言有尽而意无穷"的课堂效果。如在讲授中药巨著《本草纲目》时，可详细介绍和引述李时珍不畏艰险、持之以恒、不计安危、躬身亲为的可贵精神；在讲授清虚热药青蒿时，可在临床应用部分讲解结束时，引入我国著名药学家屠呦呦发现青蒿素的心路历程，突出其为验证疗效而以身试药的崇高品质和无私无畏的奉献精神，引导学生有所思，有所悟，而后见贤思齐，躬耕岐黄，勤勉上劲，献身杏林。

2.3 培育学生的传承精神

中医药学是一个伟大宝库，应当努力挖掘，加以提高。千百年来，中医药学名家辈出、薪火相传、历久弥坚，在不同的历史时期始终坚持自我完善、自我发展，呈现出勃勃生机和无穷活力。如在讲授临床中药学理气药、化湿药等章节时，可以适时引入河间学派、易水学派的传承演变[7]及张元素、李东垣、罗天益等名家师承前学、继承发扬的动人事迹，引导学生树立传承振兴祖国医药的责任感和使命感，以当代的"国医大师"为榜样和偶像，鼓舞和激励其努力钻研、勤求古训、博采众长，更好地继承先辈衣钵，做中医事业合格、出色的接班人。

2.4 激发学生的创新精神

在漫漫千载的文明之路中，本草之香始终伴随着中华民族的成长与壮大。中医药虽为古老的科学，但从不固步自封、僵化不前，而是与时俱进、兼收并蓄，正因如此，才能永葆生机与活力。在临床中药学教学中，要在具体章节的讲授中鼓励和激发学生培养创新思维，让学生意识到，学好中医药不仅要"温故"（学习与继承），更要"知新"（发展与创新）。如在讲授活血化瘀药时，可酌情介绍"络病"理论，引导和鼓励学生勇于开展中医重大理论创新[8]；在讲授平肝息风药地龙时，可嘱学生自主学习、查阅蚓激酶的相关文献，运用现代药理学[9]手段揭开中药的神秘面纱，熟悉科研创新路径，为日后的研习奠定坚实基础。

2.5 塑造学生的工匠精神

2016 年，"工匠精神"首次被写入国务院政府工作报告，引发中国人热烈而持久的谈论与思索。"工匠精神"一词，细思长久，顿觉十分精辟，因为它作为一种民族精神，不仅仅适用于制造领域，对于有"健康所系、性命相托"之称的医药行业，又何尝不是如此！临床中药学课堂，教师应该通过相关内容的讲授，塑造和培育学生"永不满足、精益求精、见微知著、精于辨证"的"工匠"精神[10]，争当德艺双馨的"上工"。在总论"中药的炮制"部分，教师可通过对炮制手法和工序的详细讲述，使学生体会"九蒸九晒"中呈现的"精"，"修合无人见、存心有天知"中彰显的"诚"，"柳木搅拌不停手"中体现的"慧"，这些都是"工匠精神"的生动体现；在清热药的讲解中，教师可以"清开灵注射液""连花清瘟胶囊"为切入点，激发学生在中药剂型改革、中药用药安全等方面多多思考，胸怀"做好药，为中国"的大志，不断激励和鞭策自己，向着更高的目标迈进；在中药各论的讲解中，教师应引领学生具备将理法方药初步整合的本领，培养其详于辨证、精于辨证、综合论治的素养，更好地却病疗疾，为将来成为"上工"打下坚实的能力基础。

2.6 唤起学生的人文精神

临床中药学虽属中医学的课程体系，但学习内容（药物）背后的文化内涵却十分丰富、十分厚重，是一门融合了文学、艺术、历史、民俗、饮食等多方面知识的交叉学科。笔者在教学中始终向学生灌输：学中药，归根结底学的是文化！教师在课堂实践中，应在保证重点（功效应用）的前提下，拿出较长的篇幅或时间，深入讲解中药承载的文化特征，切实唤醒学生的人文精神，着力提高文化素养，打造"有诗意、有情怀"的中药课。如在发散风热药菊花、温里药吴茱萸、温经止血药艾叶、开窍药石菖蒲的讲授中，应注意向学生灌输中药与节庆文化（端午节、重阳节）的深刻联系；在发散风寒药生姜、利水消肿药茯苓、补气药山药等的讲授中，可反复向学生强调"药食同源"的概念，鼓励其思考中药与饮食文化的千丝万缕之联；在讲授活血止痛药乳香、没药时，可在课堂开设"丝路中药情"特别板块，深入讲解陆海丝绸之路对中药文化传播交流的推动作用，并与当今"一带一路"重大战略构想紧密结合，使学生具备国际化的视野[11]，高屋建瓴地理解和领会中医药在民族复兴的伟大进程中发挥的独特而重要的作用，以振奋精神、升华情感、坚定信心。

3　课程思政融入临床中药学课堂教学的要求与策略

要用好课堂教学这个主渠道，思想政治理论课要坚持在改进中加强，提升思想政治教育的亲和力和针对性，满足学生成长发展需求和期待，其他各门课都要守好一段渠、种好责任田，使各类课程与思想政治理论课同向同行，形成协同效应。在临床中药学教学中融入思政内容，对师生双方均提出了较高的能力要求，在实施过程中需要一定策略和技巧。

作为教师，要在课堂设计、素材准备、语言表达等方面下苦功夫，充分酝酿、精心安排、精彩讲授[12]。在教学设计上，思政内容一般应以具体药物为依托，在主体部分讲解结束时酌情引入，把握好时机和深度，这样才有吸引力和生命力。要坚持"润物无声""余音绕梁"的德育效果，不宜在课堂初段就呈现思政内容，以免给学生造成"刻意说教"的印象，影响育人效果；在素材准备上，要坚持"章章蕴文化、节节有故事、药药怀情感"的原则，博览群书、广集资料，深挖中药的丰富内涵，适时引入，如能将中药背后的精神力量与"社会主义核心价值观"有机结合[13]，定能收到事半功倍之效；在语言表达上，要坚持"声情并茂"的原则，运用激情满怀的话语唱响正能量，弘扬主旋律。如在"丝路中药情"板块讲授结束时，可如此作结："同学们！驼铃阵阵，羌笛悠悠，惊涛拍岸，风帆远扬。汉唐风韵仿佛还回荡在耳畔，陆海丝路的传奇故事似乎就在眼前。开放与包容才是求得进步的不二法门，吸纳与发展才是通向永恒的必由之路。我们的中药，正是在积极吸收外来药物的过程中，以中医理论为指导，博采众长、兼收并蓄，才有了无可比拟的丰富与博大！"如此一来，中药课便可成为学生终生难忘的情感体验。

作为学生，要深刻体会教师的良苦用心，坚定正确政治方向，用先进的思想武装头脑，充分认识到临床中药学宽口径、多领域、广视野的学科特点，志存高远、精勤不倦，在教师的引领下，通过不断的自我学习、自我钻研、自我修养，将课程思政的精髓内省于心、外化于形，真正成为一名有知识、有修养、有情怀的优秀杏林学子。

课程思政的融入是临床中药学教学改革的必然趋势和应有之义，将会赋予本课程新的内涵、生机与活力，对于当代大学生坚持中国特色社会主义的"四个自信"，为实现中华民族伟大复兴中国梦而不懈奋斗，具有重要的引领、激励和促进作用，亦能将本课程的理论和实践教学推向新的高度。

参考文献

[1] 刘宇，韩雪，张一昕. 开设《中药文化之旅》选修课的实践与探索 [J]. 广西中医药大学学报，2017，20（4）：75–77.

[2] 田鸿芬，付洪. 课程思政：高校专业课教学融入思想政治教育的实践途径 [J]. 未来与发展，2018（4）：99–103.

[3] 麦艳珍，吕立铭，林麟孙，等. 卫生类职业院校推进中药文化科普的举措 [J]. 药学教育，2017，33（4）：12–13.

[4] 胡晓翔. 整体观下之辨证论治——《中华人民共和国中医药法》评析 [J]. 南京中医药大学学报（社会科学版），2017，18（1）：15–16.

[5] 罗之瑜. 论中医传统职业精神的回归与发扬 [J]. 中国医学伦理学，2013，26（5）：631–632.

[6] 刘宇，张一昕，郭秋红，等. 论《临床中药学》教学中案例的选择与引入技巧 [J]. 教育教学论坛，2016（5）：156–157.

[7] 张再康，张紫微. 河间学派和易水学派形成发展过程中的异同比较 [J]. 中医杂志，2012，53（15）：1339–1340.

[8] 王昀，季蓓，王璟. 论络病理论与心脑血管疾病的相关性 [J]. 中医杂志，2008，49（4）：293–296.

[9] 卢磊，刘晓丹，张培影. 中药血清药理学及血清药物化学研究进展 [J]. 中国中医急症，2018，27（1）：178–180.

[10] 封瑶，刘振，王小丁. "工匠精神"融入中医药人才培养体系的思考 [J]. 南京中医药大学学报（社会科学版），2017，18（3）：208–210.

[11] 任虎, 曹俊金. "一带一路"战略视域下的中药国际化研究 [J]. 科技通报, 2016, 32 (12): 57-61.

[12] 赵保海. 思想政治理论课教育与医药学人才培养相结合的途径与方法 [J]. 中医药管理杂志, 2015, 23 (14): 166-168.

[13] 张晨静, 祖帅. 社会主义核心价值观融入医学生医德教育的对策思考 [J]. 锦州医科大学学报（社会科学版）, 2018, 16 (1): 26-28.

（本文发表于《教育现代化》2019 年 6 卷 32 期）

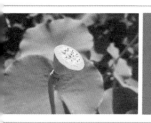

基于课程思政的中药学教学案例的挖掘与呈现

中药学是高等中医药院校本科生及研究生的重要基础课、临床课、桥梁课，其丰富的学习内容、厚重的临证内涵、幽深的学科融合与昂扬的时代精神，为基于课程思政的案例教学提供了取之不尽的素材来源和深刻高远的灵魂启迪。每一味中药来源、炮制、性效及应用的背后，都埋藏着一段动人的故事、演绎着一丝独特的意蕴、激荡着一份真挚的情怀，作为中药学类专业的授课教师[1]，如能潜心挖掘、细心整理、用心呈现，将会带来一次次铸魂育人、启智润心的魅力课堂。

1 中药学教学案例挖掘遴选的基本原则

中药学教学案例的挖掘与遴选，是一个旷日持久却充满惊喜与感动的过程，需要教师的虔诚搜寻、虚心求教与精准提炼，将之转化为中药教学上的素材库、课堂上的催化剂、学生头脑里的"兴奋剂"，从而有力有效地实现教学目的。中药学教学案例在挖掘和提炼过程中，需要掌握一些基本原则。

1.1 教学案例应体现中华优秀传统文化

悠久灿烂的中华文化具有永恒的魅力，在中药学教学中，应时刻注重教学内容背后的文化内涵和美学价值，坚持"以文化人、以文育人"原则，通过中药文化的魅力坚定信心、厚植情怀、积蓄力量。例如，在桃仁、苦杏仁的讲授中可以阐示"仁者爱人"的儒家文化，在朱砂、苍术的讲授中可以带入"茅山特色"的道家文化，在陈皮、黄芪的讲授中可以突出以"陆绩怀橘"和"长者为耆"为代表的孝悌文化，在麝香、洋金花的讲授中可以渗透"诸葛行军散"和"智取生辰纲"为代表的典籍文化，在郁金、羌活的讲授中，彰显"葡萄美酒郁金香"和"羌笛何须怨杨柳"中蕴含的诗歌文化等。以上案例，或短小精悍，或悠长隽永，相信会使中药学的课堂沐浴在文化的厚重滋养中，让学生感受到一股"最炫民族风"。

1.2 教学案例应彰显社会主义核心价值观

深刻学习、深入领会、深切践行社会主义核心价值观，应该是当代青年笃定坚守的思想指南和义不容辞的行为引领，更是成为担当复兴大业时代新人的必然要求[2]。在课程准备中如能深挖教学内容背后的核心价值观案例，将会极大地促进习近平新时代中国特色社会主义思想入脑入心，升华课堂。例如，通过阐述中药产业的飞速发展与脱贫攻坚和乡村振兴之间的紧密关联，使学生体会"富强"的涵义；通过茯苓"补虚不碍邪、利水不伤正"

和三七"止血不留瘀、化瘀不伤正"的性效讲解，使学生感悟"和谐"的精妙；通过演示药物间在辨证论治原则指导下的灵活配伍，使学生体味"自由"与"法治"的相辅相成；通过中药炮制过程中"水飞""挂旗"等专业术语的讲解和演示，使学生对诚信和敬业的精神深植于心。以上案例，或语言表达，或视频播放，相信会使中药学的课堂沉浸在社会主义核心价值观的温润熏陶中，让学生感受到一种"最正的民族魂"。

1.3 教学案例应鼓励发散创新性思维的培养

目前我国现行各版本科起点的中药学规划教材，在编写体例和具体内容上，差别并不大。但中药在不同的历史时期、性效和应用等方面，是在不断发展和各有侧重的。因此，在本科及研究生层次[3]的中药学类课程教学中，应鼓励学生的发散性、创新性甚至批判性思维的培养，不人云亦云、不墨守陈规，尊重而不盲从，从而更好地继往开来、守正创新。例如，厚朴的祛风湿止痛、山楂的疗疮止痒、小蓟的补虚退热、半夏的镇静安神等内容的引入，乍一听上去都使学生感到"不可思议"，都是书本和教材中较少涉及或提及之处，但通过教师的讲授和引导，都可以给学生耳目一新的感觉，激发他们探寻中药功效的创新性挖掘与提炼，在此过程中体会到中华本草与时俱进的永恒魅力。以上案例，或文献研究，或验案探微，相信会使中药学的课堂沉浸在灵动惊喜的头脑风暴中，让学生感受到一种"强大的思辨力"。

1.4 教学案例应突出地域特色

我国地域广大、幅员辽阔，各地区间特色鲜明、各具千秋。在中药学及相关课程的讲授中，教师应有意识地将药物的讲解与地域（医药）文化[4]紧密结合，体现中药学延展性、交叉性、多元性的学科及课程特点。例如，在细辛、鹿茸等药的讲述中，可以引入东北医药文化的典型案例；在当归、秦艽等的讲述中，可以推介西北（关中）文化的丰富内涵；在金银花、竹叶等的讲述中，可以点出极具神韵的岭南[5]医药（凉茶）文化；在巴豆、川芎的讲述中，可以渗透深邃奇特的巴蜀文化等。笔者所在的区域，被称为"燕赵大地"，自古便人杰地灵、英雄辈出，燕赵医学是中医学的重要组成部分，具有悠久的历史和灿烂的文化。在千年的发展历程中，名医辈出、灿若星辰，以刘完素、张元素、李东垣、张锡纯、王清任、李佃贵、吴以岭等为代表的燕赵医家[6]躬耕岐黄、技艺精湛、学验俱丰、佳作频现，逐渐形成了特色鲜明的燕赵医学流派，这些都为中药学的课程思政提供了丰富的素材来源。在教学中，以燕赵医药文化为有效载体，向学生大量有机融入"八大祁药""祁州四绝""药都风采""燕赵大医"等授课环节，使学生仿佛身临其境，在名药的氤氲中，在名家的心法中，在名城的巡礼中，体味独具特色的河北中医药文化[7]。以上案例，或亲身体验，或讲座访谈，相信会使中药学的课堂浸润在地域文化的优美神韵中，让学生感受到一种"别样的文化范儿"。

1.5 教学案例应弘扬时代精神

当前，我国发展正处在一个十分关键的时间节点，中华民族伟大复兴的必然趋势与世界"百年未有之大变局"相互交织[8]，更深刻地要求当代学子始终"心怀国之大者"，培育建功立业的骨气、志气和底气，与时代的发展同频共振，唯有如此，才能交出自己这一代人的"最好成绩"。随着时间的推移和时代的演进，民族精神得到了不断的丰富和延展，其中以"生命至上、举国同心、舍生忘死、尊重科学、命运与共"为特点的伟大抗疫精神[9]，理应在医药院校大力宣传和弘扬。例如，在中药学清热药、化湿药、补虚药等章节的讲述中，可以将中医抗疫名家的先进事迹和大医情怀有机融入教学内容，激发学生见贤思齐、献身中医的情怀。以上案例，或口传心授，或实地走访，相信会使中药学的课堂沐浴在关怀博爱的动人氛围中，让学生感受到一种"浓郁的大医情"。

2 中药学教学案例的呈现形式

中药学教学案例经过搜集、遴选与再加工后，能够体现课程思政特色的择优者，将进入课堂呈现环节。此时，教师应采取多种形式和手段，合理适当、恰到好处地融入教学内容，为学生带来有温度、有力量、有情怀的难忘体验。笔者在课堂实践中，摸索出片段式、专题式和时间轴式教学案例呈现模式，收到了较为满意的教育教学效果。

2.1 片段式呈现，使学生满怀期待

片段式呈现，就是在讲到某味中药的时候，引入与之相关的经典案例，并尽量做到"每药都有故事，每药都有案例，每药都有情怀"。目前，在笔者的长期努力下，已基本实现了中药学近百味核心药物的文化及思政案例全覆盖，恰当嵌入课堂，给学生带去满满的期待、惊喜和感动。例如，在马齿苋的讲授中，指出本药与"后羿射日"典故的联系和其"太阳草"的得名由来，揭示其生长习性，为后续功效应用的讲解自然铺垫；在蕲蛇的讲授中，引导学生回忆《捕蛇者说》这一名篇，思考中药在历史发展和文学作品中的独特意蕴，升腾起珍惜名贵药材、体恤劳苦大众、讴歌伟大时代、立志救死扶伤的强烈情感；在山楂的讲授中，引入盐山名医张锡纯用山楂治疗妇人血瘀诸证的验案，带领学生跳出"山楂只会消食"的认识误区，引导学生举一反三、尊古而不泥古的同时，亦能领略燕赵医学[10]的独特魅力，激发爱家乡、爱母校的深沉情感。

2.2 专题式呈现，使学生过目不忘

专题式呈现，就是将两味或多味药物的讲解，融会到一个精心创设的教学专题或节段中，或是在某一味中药的讲解中，融入两个或多个文化（思政）案例，从而使得课程内容丰富延展、张力十足。例如，可将苏合香、乳香、马钱子、仙茅、白豆蔻、青黛、诃子、细辛、白附子、昆布、益智仁等药物的讲授，融入独

立创设的"丝路中药之旅"教学专题中，遵照"立德树人"总要求，坚持"基础与临床兼顾、科学与人文交融、彰显中药文化特色、打造魅力课堂"核心原则，坚持"以语言取胜"的基本策略，通过教师的讲授、引导、启发，鼓励学生多观察、多对比、多思考、多领会，以"一带一路"重大战略[11]为切入点，开拓学生的国际化视野，坚定专业自信，激发筑梦情怀，努力实现"一带一路——守正创新——强国有我"的情感升华。再例如，在阿胶的讲解中，可以分别引入三国时期曹植担任东阿县令、唐代杨玉环和清代慈禧太后用阿胶养颜护肤及唐末"牛皮之禁"等多个与阿胶有关的著名典故和历史事实，使学生洞悉历史发展和朝代变迁中的"本草元素"，将药物的学习融入时代的洪流[12]，从而更全方位地感知和体会中药背后的沧海桑田，将课堂的愉快体验长久地留存心中。

2.3　时间轴式呈现，使学生豁然开朗

时间轴式呈现，就是打破传统的教学模式，将含有中药的教学案例（典故或史实），按照其在历史上出现的先后顺序来授课的一种呈现方式。笔者在中药学本科及研究生的教学过程中，坚持"以文化人、以文育人"理念[13]，整合教学资源，创新教学模式，创造性地将中药学教学内容重新整合为"远古先贤""诗经春秋""秦皇汉武""三分归一""大唐荣光""诗歌巅峰""东京梦华""明清风云""民国激荡""再造辉煌"等教学章节，以历史为轴，以文化为枢，在保证基本教学要求的前提下，将本草的博大精深融入千年的中华文明进程，打造耳目一新、豁然开

朗、终身难忘的视听体验，极大地培育了学生的中药文化情怀，使学生在课堂上眼中有光、心中有爱、脚下有力量。笔者在我校多个专业的本科班级及部分研究生班级开展基于文化和思政要素的时间轴式中药学类相关课程教学，深受教学指导委员会专家及广大学子的好评和赞誉，并被列入所在教学单位中华传统文化和习近平新时代中国特色社会主义思想"三进"工作[14]的标杆课程，发挥了较为积极的引领和示范作用。

3　提升中药学教学案例（库）建设水平的其他建议

3.1　注重多学科交叉融合，旁征博引、信手拈来

中药学教学案例在挖掘、整理和呈现的过程中，需要教师具备历史、地理、文化、哲学、民俗、政治、体育、文学等多领域多学科的知识及理论储备，唯有如此，才能在课堂从容不迫、游刃有余。具备多学科汇通能力，既是提高师生双方综合素质的有力途径，更是推进"新医科"[15]与"新文科"[16]建设的必然要求。在案例教学实施过程中，亦应构建"大思政"格局，在课程酝酿、课件制作、课堂呈现、课后反思等环节，可约请人文与管理学院、马克思主义学院、教师发展中心的资深专家悉心指导，确保突出课程思政，确保实现育人效果。

3.2　尝试多语种分层教学，用外语讲好中国故事

中药学教学案例的准备与呈现，可根据修习学生的专业特点，

有针对性地采取汉英双语或多语种形式开展，从而进一步提升师生的中医药文化传播水平。笔者在部分本科及研究生新生班级开设中医药抗疫简史汉英双语讲座[17]，用真实生动的案例，呈现中华民族千百年来与疫病斗争的壮烈史话和成功经验，并着重讴歌国家和我校抗疫英雄的先进事迹，使学生收获了专业词汇与思政情怀的"双丰收"；在笔者参加的我校"汉语桥"中医药文化交流活动中，精心选取典型教学案例，实现了中医药基础理论的西班牙语讲授，使来自阿根廷的学员深切感受到了中华医药文化的神韵，收到了良好的教学效果。

3.3 贯彻"以语言取胜"原则，展现教师授课风采

中药学课程思政教学案例，一般是教师通过语言来讲授和呈现，因此教师的语言表达水平和技巧，将对案例教学的效果产生很大影响。在案例的叙述和评析环节，教师可灵活采用各种素材，运用满怀激情、气势磅礴的语言、语气和语调，给学生以美的享受和心灵的愉悦与震撼。例如，在"神农尝百草"教学专题，讲授神农在中药发展史上的开创性贡献时，可以引入歌曲《夜空中最亮的星》中的"每当我找不到存在的意义，每当我迷失在黑夜里，夜空中最亮的星，照亮我前行……"，从而水到渠成地使学生体会到神农就像是一颗伟大的星辰，照亮人类文明的前行之路；在黄连、巴豆等四川道地药材的讲授中，可引入纪录片《蜀道风流》中的精彩文案："滚滚长江东逝水，浪花淘尽英雄，这是杨慎在泸州的伤逝；何当共剪西窗烛，却话巴山夜雨时，这是李商

隐在通江的相思；零落成泥碾作尘，只有香如故，这是陆游在驿站的感悟；窗含西岭千秋雪，门泊东吴万里船，这是杜甫在成都的慨叹。"将药物的特性与人文地理[18]巧妙结合，使学生仿佛置身其中、若有所想；在荔枝核的讲授中，可先引入唐代诗人杜牧的绝句名篇《过华清宫》，而后吟诵白居易的代表作《长恨歌》，使学生体会出小小本草蕴含的满满时空代入感，从而与古人、与典故、与教师、与药物、与自身，产生深深的共鸣和无尽的思索。

中药学教学案例的挖掘和呈现，对师生双方都提出了较高的要求。对教师而言，要博览群书、博采众长、精研教义，坚持德育为先，彰显课程思政，锤炼语言功底，戮力教学改革；对学生而言，应勤学多思、躬身实践、传承精华、守正创新[19]，树鸿鹄志、做追梦人。在案例的遴选阶段，应确保史料翔实准确；在案例的呈现环节，还应确保思政内容融入时的顺畅自然，切忌简单植入和盲目罗列；在教学反思时，要以是否"入脑入心"为教学效果的评判标准，注重学生综合素养的内化于心和外化于行。期待在学校师生和相关领域专家学者的共同努力下，中药学课程思政教学案例建设会取得更大的进步和成绩。

参考文献

[1] 刘宇，张一昕.青年教师提升《临床中药学》教学水平的思考与探索[J].中国医药指南，2019，17(18)：291-292.

[2] 刘宇，姜建明，张一昕，等.中药学教学中社会主义核心价值观的解读与实现[J].卫生职业教育，2021，39(20)：59-61.

[3] 吴地尧，章新友，徐伟，等.基于专业核心能力的中药学专硕培养模式

创新与实践 [J]. 江西中医药大学学报，2022，34(3)：108-110.

[4] 刘宇，张一昕，韩雪，等. 高等中医药院校中药文化课程体系建设初探 [J]. 科教文汇，2020(3)：106-108.

[5] 冼建春，邱文慧，刘四军. 论岭南中医药文化的思想教育价值 [J]. 广东社会科学，2021(5)：56-63.

[6] 沈翀康，姜婧，张钰欣，等. 燕赵医家刘完素、张元素、李东垣火热论学术思想传承演变规律探究 [J]. 河北中医药学报，2021，36(6)：9-12.

[7] 高维娟，王占波，马小顺，等. 具有燕赵医学文化特色的中医药人才培养体系构建与实践 [J]. 中医教育，2022，41(2)：1-3.

[8] 李成. "百年未有之大变局" 的历史辩证法审视 [J]. 上海师范大学学报（哲学社会科学版），2022，51(3)：32-39.

[9] 张晓薇，汤紫媛. 伟大抗疫精神视域下优化中医药院校 "思创融合" 的路径研究 [J]. 中国医学伦理学，2022，35(4)：470-474.

[10] 吴以岭，李红蓉. 燕赵医学的学术地位与研究价值 [J]. 河北中医，2021，43(1)：5-7.

[11] 朱文俊，梁欣儿，冯铭敏，等. 探讨基于一带一路背景下中医药发展的有效途径 [J]. 中国中医药现代远程教育，2021，19(1)：198-201.

[12] 张金聚，张英，孟江，等. 阿胶历史沿革考 [J]. 中国中药杂志，2020，45(10)：2464-2472.

[13] 王明强. 以文化人，学以成人：新时代课程思政的内在要义与历史必然性 [J]. 南京中医药大学学报（社会科学版），2021，22(4)：242-248.

[14] 唐平秋，原理铎. 习近平新时代中国特色社会主义思想 "三进" 研究回顾与展望 [J]. 思想政治教育研究，2021，37(2)：54-58.

[15] 张林. 加快新医科建设推动医学教育创新实践 [J]. 中国大学教学，2021(4)：7-12.

[16] 权培培，段禹，崔延强. 文科之 "新" 与文科之 "道" ——关于新文科建设的思考 [J]. 重庆大学学报（社会科学版），2021，27(1)：280-290.

[17] 刘宇，张继红，姜萌，等. 开设《中医药抗疫简史》新生双语专题讲座的实践与探索 [J]. 海峡药学，2022，34(1)：99-102.

[18] 周荣，张敏. 地域视角下四川中医发展史初探 [J]. 环球中医药，2016，9(1)：75-77.

[19] 许盈，潘宇，杨丽，等. 传承精华守正创新——新时代中医药发展的根本遵循 [J]. 湖南中医药大学学报，2020，40(7)：872-876.

中药学教学中社会主义核心价值观的解读与实现

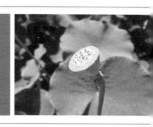

社会主义核心价值观是在 2013 年 12 月 23 日，中共中央办公厅印发的《关于培育和践行社会主义核心价值观的意见》中提出的。富强、民主、文明、和谐，自由、平等、公正、法制，爱国、敬业、诚信、友善，明确了国家、社会和个人层面的价值目标、取向和准则。对高等院校而言，在教育教学中培育和践行社会主义核心价值观，既是培养担当民族复兴大业之时代新人的核心要义，又是贯彻落实"立德树人"根本任务、深入推进"课程思政"建设的重要途径和抓手[1]。作为高等中医药院校课程体系的重要组成部分，中药学在教学内容和教学活动中，蕴含着丰富的文化内涵和优秀的价值要素，在课堂实践中，应结合讲授药物，深入挖掘、着力思考、倾心引领，实现知识体系教育和思政德育教育的协向同行。

1 中药学教学中的"富强"解读与实现

富强是社会主义的本质要求，是核心价值观的强大支柱，亦是实现中华民族伟大复兴中国梦的坚实物质基础。在教学中，富强价值观的解读和渗透，可围绕 3 个方面循序渐进地展开。①小小本草，是民族振兴和国家富强的"压舱石"。华夏文明，悠悠千年而历久弥新。在漫长的岁月中，看似平凡的本草，在中华民族的生息衍进和繁荣昌盛的历史进程中，发挥了突出而独特的作用。以上讲解和阐述，可通过教材中"中药的起源和中药学的发展"部分实现。②国家的繁荣富强，是中医药事业持续健康发展的强大保证。在中药总论部分讲解即将结束时，插入"《中华人民共和国中医药法》解读"教学环节，通过教师的引导，使学生体会到我们党不论在峥嵘岁月还是和平年代，都十分重视中医药事业的发展。改革开放至今，国家日益富强，政策日益贴近民生，才有了《中华人民共和国中医药法》的问世[2]，这必将极大地促进中医药事业进一步走向正规化、市场化、国际化，更好地造福国人。③激励学生用所学本领躬身实践、助力富强。在"道地药材"部分的讲解中，可引导学生结合自身所在地区的水土条件和地域特征，深入探索研究特色药材的种植、加工、炮制、临床应用等方面的知识技能，鼓励其反哺家乡、积极创业、扶贫兴邦[3]，为经济社会发展贡献自身力量。

2 中药学教学中的"民主"解读与实现

民主的本义是人民当家作主，它的本质在于国家政权是否代表人民利益，是否真正为人民谋利益，核心要求是不断推进国家治理体系和治理能力的现代化。受此启发，中药学课堂上"民主"的精髓在教学活动中的主要体现就是坚决贯彻"以学生为中心"[4]的教育教学理念，充分挖掘和激发学生的"主人翁意识"和"首创精神"，在不断的讲授实践中，切实加强教学管理和授课模式的智能化和现代化。实现形式主要包括两种。①尝试以学习小组为基本教学单位，增加以问题为中心的"翻转课堂"次数，提升课程的困难度和高阶性[5]，切实激发学生学习的内生动力，真正将"要我学"转变为"我要学"，使学生在自主探究与团队合作中体会到获得感和满足感。在形成性评价的考核中，也可适当增加小组互评的成绩占比。②围绕中药学核心内容，开展形式多样的"第二课堂"，为学生真正提升素质、施展才华、实现价值创造有利条件。如笔者在任教班级开展的中药学学习方法大讲堂、中药英文话剧表演、中药双语教学课堂等，均收到了较为满意的效果。

3　中药学教学中的"文明"解读与实现

作为社会进步的重要标志和中国特色社会主义的重要特征，文明是核心价值观的不竭动力。中华文明，绵亘五千年而不衰，拥有着独特而无法替代的强大文化魅力。在中药学教学中，教师应尽全力挖掘、讲授和深化中药背后厚重的文化内涵，并着力寻找中药与儒释道、节庆民俗、古典文学、典籍考古等文化领域或门类的密切联系，并有意识地在"新医科"[6]"新文科"[7]大背景下，引导和鼓励学生关注跨学科领域的结合点位和最新成果，从而开拓眼界、启迪思维，用文化的精髓昭示文明的成果，用文明的力量突显文化的底蕴，收到春风化雨、温润心灵的授课效果。笔者在中药学教学实践中，打破章节界限，按照历史发展的时间顺序，将本课程的讲授内容重新整合成远古先贤、诗经春秋、秦皇汉武、三国争霸、大唐荣光、诗歌巅峰、东京梦华、明清风云、峥嵘岁月和再造辉煌等"文明模块"，向学生介绍不同历史时期的重要中药元素，融药物的讲解于历史的长河中，既激发了学习兴趣，又提高了记背效果，同时还让学生领会到了中药文化的博大精深和独特魅力，成为让人印象深刻的，充满"文艺范儿"的课堂，收到了十分满意的教学效果[8]。在教学中，还要有意识地发挥语言优势，力争用慷慨激昂的话讲出点"劲儿"来，用特色鲜明的话讲出点"味儿"来，用掷地有声的话讲出点"理儿"来，用匠心独运的话讲出点"彩儿"来，用关怀备至的话讲出点"情儿"来，带给学生难以忘怀的视听体验。

4 中药学教学中的"和谐"解读与实现

和谐，是国家富强、民族振兴、人民幸福的重要保证，主要包括人与人、人与社会、人与自然的各尽所能、各得其所与和谐共处。在中药学的课堂讲授和教学管理中，教师应将"和谐"的风格和理念贯穿始终。在讲授中药的配伍时，不妨向学生渗透：药物之间，药性虽千差万别，但在面对特定证型时，总会求同存异、密切配合、并行不悖，将相须与相使发挥到极致，这恰恰是和谐共处、团结协作的生动写照；在讲授补虚药——甘草时，可以使学生意识到：甘草秉"国老"之誉，擅调和之功，以至甘至纯之性，制白虎之寒凉、防姜桂之温燥、缓硝黄之峻烈、解药食之苛毒、燮理寒热、平调升降，不温不火却突出以和为贵，默默无闻却彰显大爱情怀，药尚如此，人何以堪？在教学管理上，要努力构建和谐融洽的师生关系，用自己的热情、激情和温情感动学生、感染学生，用心、用力、用情地关注每位学生的成长与发展 [9]，根据其认知特点在案例选取和教学设计中充分体现专业侧重 [10]，争当学生信赖和敬佩的优秀学业导师。

5 中药学教学中的"自由"解读与实现

尊重自由、追求自由、保护自由，让每个人实现自由全面的发展，是社会主义的最终目的，也是中国特色社会主义的根本要求。在中药各论的讲授中，可向学生渗透：每味中药，都具备自身的独有特点和独特功效，即便是同一章节的药物，也有其与众不同的药性特征，这都属于药物本身的"自由天性"。在临证时，应充分利用和发挥药物的个性特点，在精准辨证的基础上，灵活合理地选药施治，达到最佳的治疗效果。如同样是脏腑热证的治疗，由于病位上有肺热、心热、肝热等的不同，在临证选药时，就会根据药物的归经特点，而呈现黄芩、栀子、龙胆草的差异。还有，面对讲台下个性鲜明、崇尚自由的"00后"学子 [11]，在中药学教学中，教师也应在充分把控的基础上，让学生尽可能地放飞自我、展示才华。在课堂上，教师可设置开放性的专题讨论，鼓励学生踊跃参加、直抒胸臆。在自由讨论和自由发言的过程中，学生会增强自身的获得感和满足感，教师也能洞悉学生的自我认知、学习状态、能力层级和心理期待，以便更好地改进方法策略，提高教学质量。但要注意，自由不是随意，更不是口无遮拦，在课堂讨论环节，坚决杜绝与弘扬主旋律、传播正能量相悖的言论，一经发现，要严肃批评教育，使学生知错就改。

6 中药学教学中的"平等"解读与实现

平等，是人的基本权利，是处理一切社会关系的基本准则，是人类的终极理想之一，也是社会主义的核心价值追求。在中药学教学中实现"平等"的价值原则，可从三方面入手。①平等地对待中药学的学科地位。许多学生认为中药学是依附或从属于中医学或中西医临床医学之下的二级学科，从而降低或懈怠对它的学习和钻研，这种认识必须要纠正。要明确告诉学生，中药学是一门一级学科，且上承基础、下启临床，为中医药学课程体系中的关键一环，对学生今后甚至一生的临证水平具有持续而深远的影响，因此必须要高度重视并付出艰辛努力才能学有所成。②平等地看待每一味中药，坚决杜绝在学习中的"高低贵贱"之分。中药学的教学内容十分丰富，在有限的时间内势必造成课堂讲授上的"厚此薄彼"。但作为授课教师，一定要向学生阐明，每一味中药，都是平等的个体，都有自身的独特精髓之处，都以自己的药效在治病疗疾的过程中发挥着相应的作用。在学习，尤其是在日后更高水平的攻读深造过程中，切不可以药物在教科书中的篇幅大小或长短对药物产生轻视或歧视的心理。要通过深入细致的讲授使学生意识到，每一味中药，都是一座独立的宝库，都应该努力挖掘并加以提高。③平等地对待每一位学生。当代大学生，普遍具有极强的自尊心[12]，都不希望被轻视和边缘化，在心中对平等的认知甚至超越了学业上的成绩高低，因此授课教师一定要秉持"一碗水端平"的原则，在各个教学环节将平等的原则贯穿始终，绝不能单凭印象和表现而过分地偏向或冷落。例如，对外向活泼的学生偏爱有加，而对沉默内敛的学生疏于关注，等等，这样的做法，是非常"失民心"的。教师只有一视同仁，才能收获所有同学的真心，才能实现教学相长的共同目标。

7　中药学教学中的"公正"解读与实现

公正，包括公平和正义两个方面的含义，是中国特色社会主义的内在要求和本质特征，是最能体现核心价值观的社会主义性质的价值取向。《礼记·礼运》提出："老有所终，壮有所用，幼有所长，鳏、寡、孤、独、废、疾者，皆有所养。"这就是公正之道的完美体现。受此启发，在中药学的教学中，教师应真正走进学生的内心世界，倾听学生的所想、所急、所盼，并根据他们的不同心理状态和能力层级，尽量提供分层的、个体化的引导、辅导和指导，使得不同知识技能水平的学生都能得到教师的关注、关心和关怀。此外，在成绩管理中，对基于形成性评价[13]的过程性考核的项目和分数，要尽量做到公开、公正、公示，对于主观性题目（如学习笔记、小论文等），要公布较为明确的给分标准并写出详细的评语，避免"凭感觉给分"的现象发生，以免挫伤学生的探究热情和学习积极性。

8　中药学教学中的"法治"解读与实现

法治就是依法治理国家、管理社会，是社会有序运行的基本保障，也是社会走向现代文明的重要标志，全体公民都应积极自觉地学法、尊法、守法、用法。中药学教学涉及有关法的内容，主要分布在总论中"中药的用药禁忌""中药的剂量与用法"、各论诸药篇幅中"用法用量"和"使用注意"及中医药诊疗中"八法的运用"部分。课堂讲授中，学法就是要向学生明确教材中"十八反""十九畏""使用注意"等"法律条文"，而且要熟练背过、烂熟于心；尊法就是提示学生，中药学中各项"规矩"的制订，都是久经考验和历用不衰的，是经得起岁月洗礼的金科玉律，体现了古人的超凡智慧和高尚操守；遵守规矩，就是对中医药的虔诚与执着；守法就是告诫学生在中药的种植鉴别、采收贮存、炮制制剂、性能功效、化学药理等研究领域，都有相应的各类法则、法规和法律，必须要严格遵守，不能"越雷池半步"，否则就会出现差错、失误、不良反应甚至付出生命的代价；使学生明白，因为敬畏生命，所以坚守法规，这就做到了与"课程思政"的无缝衔接，恰到好处[14]；用法就是指导学生根据所学基础理论知识和诊断技能，在精确辨证的基础上，熟练运用"汗、吐、下、和、温、清、消、补"八种手法，较为灵活娴熟地运用各种配伍法则与技巧，并采取一系列增效减毒的措施，以达到最佳的治疗效果。

9 中药学教学中的 "爱国" 解读与实现

爱国，是人们对祖国的一种深厚的眷恋和爱护以及与此相适应的实际行动。在中药学的教学中，厚植爱国情怀，激发爱国心、报国情、强国志，是对每位任课教师的基本思政要求之一，主要可以从以下三方面入手实施。①时刻灌输和强化"中药姓中"的意识和理念，激发爱国心。教师要通过深入浅出的讲授，使学生真正理解：中医中药是中华民族特有的认识、诊断和治疗疾病的世界观和方法论的集合，具有鲜明的华夏文明烙印，闪烁着永恒的智慧光芒，是"国粹"，是民族的骄傲和自豪，是"传承精华、守正创新"的重要载体。这样就使学生的内心，坚定了专业自信，将爱国心深埋于内，达到润物无声的德育效果。②挖掘新中国重大历史事件中的中药元素，激发报国情。如教师可将伟大的抗美援朝精神，作为绝佳的"课程思政"元素，恰到好处地融入课堂教学。如朝鲜冬季寒冷而漫长，感冒、冻伤成为志愿军官兵的多发病。医务工作者使用以白芷、桂枝、木香、莪术等20余味中药材制成的"云香精"，治疗感冒和冻伤。上甘岭战役中，为了活血祛寒、提神醒脑，也为了防止打瞌睡发出声响而暴露目标，部队给每一位执行任务的官兵配发10个干红辣椒，被亲切地称为"红色人参"。在战场上由于长期夜间作战、久居坑道、营养不良等原因，许多志愿军官兵患了夜盲症。当地百姓献出两个治疗夜盲症的秘方，一是用马尾松的松叶煮汤喝，二是吃蝌蚪；国内还大量生产豆豉供应志愿军，取其发汗解表、清热透疹、宽中除烦、宣郁解毒之效。以上真实而生动的事例，均可以在解表药、温里药、理气药、活血化瘀药等章节的讲述中适时引入，既加深了学生对药物功效的认识，又培育和激发了学生热爱国家、忠于党、忠于祖国、忠于人民的深沉情感与百折不挠的意志品质，在浸润式和体验式的教学情境下得到心灵的洗礼。③巧设专题教学模块，激发强国志。在教学中针对乳香、马钱子、青黛、仙茅、白豆蔻、细辛、白附子、益智仁等药物的"丝路"属性[15]，设置"丝路中药之旅"教学专题，通过史实的嵌入、药性的讲解、战略的解读，鼓励激发学生以平生所学，积极投身服务于"一带一路"等重大国家战略，树鸿鹄志、做逐梦人。

10　中药学教学中的"敬业"解读与实现

敬业，反映的是从业人员热爱自己的工作岗位，敬重自己所从事的职业，勤奋努力，尽职尽责的道德操守，体现的是一种工作伦理和职业情感。教师在教学中应以身作则，以一堂堂精彩、非凡、卓越的授课让学生体会敬业的深刻内涵，通过教师严谨认真、一丝不苟的治学态度，彰显"干一行爱一行，爱一行钻一行"的尽职尽责、精益求精的人格魅力；也可在某个具体药物背后故事的讲述中，寻找爱岗敬业的典范，如在清虚热药青蒿的讲授中引入我国杰出药学家屠呦呦研究员及其团队昼夜奋战、执着坚守，经历无数次失败依旧百折不挠，最终发现青蒿素的感人事迹；还要向学生灌输，在大学阶段刻苦学习、努力钻研、力争上游，就是敬业精神的生动体现。教师应以教授的本门课程为载体，引导和鼓励任教班级良好班风学风的创建和弘扬，让青春在奋斗中闪光。

11　中药学教学中的"诚信"解读与实现

在党的十八大报告中，诚信第一次被纳入社会主义核心价值观。诚实守信是做人做事的道德底线，是高校道德建设的基础，也是当代社会不可或缺的重要准则。在进行中药学某些内容的讲授时，可向学生渗透诚信意识，教导其要真诚待人，彰显医者仁心。例如，"中药炮制"中的各项复杂工序，都需要循序渐进、不打折扣地认真完成，一次又一次的"洗泡闷润""炒炙煅煨"和"蒸煮炖淬"过程，彰显的是精细之心、匠人之精、大医之诚；在临床用药时，还要告诫学生，不能因为形态相似、名称相近而张冠李戴，以偏代正，要多次点出"一字之差，谬以千里"的教训。如功擅清热解毒、疏散风热，在疫病的治疗领域效专力宏的金银花，就出现过被人为地以山银花代替混用而导致药效大打折扣甚则出现不良反应的报道，这是十分痛心并应坚决杜绝的。随着课程的不断深入，要告诫学生将来走上中医药临床工作岗位后，临证遣药之时，应秉持"简、便、廉、验、诚"的原则，不能为了增加收入而开贵药、开大处方，那样既会失了信誉，也会丢了人品；在练习、作业、考试和科学研究中，要坚守底线、坚决杜绝各类学术不端行为[16]，务必坚守诚信做人的底线，这样才能赢得他人的尊重和认可。

12　中药学教学中的"友善"解读与实现

友善是人类生存和发展的基本价值要求，是社会交往的基本道德规范，亦是和谐、团结与合作的重要基础，它提倡人与人之间的相亲相爱、平等对待、友好相处和团结互助。在中药学教学中，有些内容的讲解，亦可以渗透"友善"的内涵。例如，有些中药虽能疗疾，但或因药性峻猛，或因毒性颇剧，或因气味刺鼻，或因鲜被问津，单用的情况不多，在一定程度上限制了其效能发挥。但这些短板，皆可以通过巧妙的配伍和炮制手法加以改进，以达到最适合人体吸收利用的情形，这本身就体现着对人体的关怀与友善。在对一些经典方剂组成药物的推介中，可向学生简单介绍"君臣佐使"方面的基本知识，为之后方剂学的学习打好基础，此时可以向学生阐明，不同的药物，朝着同一个共同的目标，各司其职，团结互助，密切配合，取长补短，相互监制，这恰恰是友爱精神的生动注解。

总之，中药学课堂实践过程中，社会主义核心价值观里的富强、文明、和谐、平等、法治、爱国、诚信、友善等要素主要通过教学内容来展现，而民主、自由、公正、敬业等要素多通过教学管理来实现，各要素之间是相互关联、互为促进的。在中药学教学中注入社会主义核心价值观的诸要素，应着力在素材选取、嵌入时机和表达方式上精心设计、精密安排、精准发力，尽量避免直白的说教，而是将价值观塑造之"盐"融于中药学课堂之"汤"中 [17]，使学生在不知不觉中受到教育和启迪。

参考文献

[1] 刘宇，郝蕾，石铖，等．课程思政融入中药学教学的探索与实施 [J]．中医教育，2020，39(3)：55–58.

[2] 徐燕玲．中医药法规对中医药健康产业高质量发展的作用研究 [J]．广东科技，2020，29(12)：71–75.

[3] 姚远，王高玲．发挥中医药健康扶贫特色与优势的路径研究 [J]．卫生软科学，2020，34(10)：3–6.

[4] 张顺贞，李静平．以学生为中心的《中药学》教学探讨 [J]．中国民族民

间医药，2020，29(11)：109-111.

[5] 周鑫燊，唐瓷，冯鸿．金课"两性一度"特征的学理分析与实现策略 [J]．成都师范学院学报，2020，36(6)：13-15.

[6] 李燕，柳海军，刘璐，等．"新医科"背景下医学院校教师课程思政能力提升探析——以宁夏医科大学为例 [J]．医学教育管理，2020，6(6)：527-531.

[7] 赵倩．新文科建设内涵及实施路径思考——以西南大学为例 [J]．高等教育评论，2020，8(1)：18-20.

[8] 刘宇，张一昕．青年教师提升《临床中药学》教学水平的思考与探索 [J]．中国医药指南，2019，17(18)：291-292.

[9] 陈婉君，李德森．课程思政引导下中药学本科专业导师制协同育人探索 [J]．中国中医药现代远程教育，2020，18(21)：21-23.

[10] 刘宇，张一昕，韩雪．提高中药学课堂教学质量的探讨 [J]．药学教育，2018，34(6)：41-42.

[11] 陈红照．00 后大学生新特征与思政课教学话语实效性研究 [J]．遵义师范学院学报，2019，21(6)：113-115.

[12] 卢红，李珍．大学生自我认知对就业倾向影响研究 [J]．长沙大学学报，2018，32(6)：147-150.

[13] 李佳，张夏楠，贾富霞，等．形成性评价在《中药鉴定学》中的应用 [J]．继续医学教育，2020，34(12)：27-29.

[14] 杜鸿志，刘义梅，张秀桥，等．"课程思政"背景下的中药学类课程教学改革探讨 [J]．时珍国医国药，2020，31(7)：1736-1738.

[15] 李洋，胡宇轩，邵泰航，等．全球化背景下国际化对中药学生培养的思考 [J]．时珍国医国药，2020，31(8)：2007-2008.

[16] 张宇，覃芳，李立，等．中医高校科研论文诚信问题及防范措施 [J]．中华中医药学刊，2019，37(6)：1396-1398.

[17] 王冰莹，徐国辉，徐向辉．盐溶于汤——新时代背景下课程思政教学改革探索 [J]．广州化工，2020，48(13)：124-125.

（本文发表于《卫生职业教育》2021 年 39 卷 20 期）

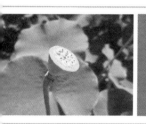

开设中医药抗疫简史新生双语专题讲座的实践与探索

2020 年，一场突如其来的"新冠肺炎"疫情袭击江城武汉，继而浸染全国大部分地区。面对来势汹汹的疫情，全国人民在以习近平总书记为核心的党中央坚强领导下，万众一心、同舟共济，终于在当年夏月，取得了抗击疫情的重大阶段性胜利。在全民族共同战疫的这场波澜壮阔的伟大斗争中，中医药再次发挥了突出而重要的作用[1]，诚如其在历史上历次抗疫中所表现的那样，在未病先防、改善症状、提升免疫、综合调治等方面显示出独特而鲜明的优势，再次成功地为国人的卫生保健事业保驾护航，赢得了全社会的肯定与赞誉，亦让世人再次领略到华夏医学的强大能量和持久魅力。2020 年的金秋时节，乘借全国抗疫阶段性胜利的东风，在我校药学院及研究生学院的新生中开展中药抗疫简史为题的双语专题讲座，收到了满意的效果，现总结如下。

1 授课对象的选择

本次讲座主要在我校 2020 级各专业本科及硕士研究生新生中开展，学生主要来自基础医学院、药学院、中西医结合学院、针灸推拿学院、护理学院等二级教学单位。按照我校"新冠肺炎"

的防控要求，以"间隔就座、分场实施"的形式开展，针对本科生及研究生的讲座于 2020 年 11 月 11 日和 26 日分别完成。除了学生之外，还邀请马克思主义学院和英语教研室的资深教师旁听指导。整个讲座时长控制在 120~150 分钟。

2 教学内容的遴选

本次讲座由三部分组成：第一部分，按照历史发展的时间顺序，围绕中医中药在历次抗疫中发挥的重要作用，向学生系统扼要地呈现战国时期、秦汉时期、隋唐时期、两宋时期、金元时期、明清时期、民国时期及中华人民共和国成立至今的各个阶段，中医学在抗击疫情中涌现出的名医、名著、名方；第二部分，较为详细地介绍和讲解以习近平总书记为核心的党中央团结带领全国各族人民奋力抗击此次"新冠肺炎"疫情的真实过程，特别是"共和国勋章"获得者钟南山，"人民英雄"国家荣誉称号获得者张伯礼、张定宇、陈薇四位杰出医学家和科学家的感人事迹，深刻剖析"伟大抗疫精神"的内涵与实质[2]；第三部分，回顾和赞颂疫情发生以来，我校教职工及各附属医院知名专家及医务工作者不畏艰险、驰援武汉、救死扶伤、大爱无疆的先进事迹。

3 授课风格

抗击"新冠肺炎"疫情，是人人知晓、人人关注、人人参与、人人奉献的重大事件，学生对以此为题目的专题讲座，在知识获取和情感体验上，都有着较高的心理期待。但是，"新生"的认知起点和能力水平，必然要求在授课时不应使人感觉到晦涩难懂的"学究气"和古板严肃的"说教气"。教师应用亲切自然、别具一格的方式呈现出有温度、有温情、有温暖的课堂，达到师生的情感共鸣。

3.1　抚今追昔，坚定专业自信

本次讲座，在教学安排上，以时间顺序为轴线，设置了不同的时代模块，采用"那年—那事—那人—那方（药）"的授课模式，以讲故事的形式向学生娓娓道来，选取了极具代表性的抗疫事件、人物和方药，使学生在浸润式的讲解中有身临其境之感。通过教师的生动讲授，务必使学生深刻意识到，在华夏文明的千年衍进中，尤其是西方医学进入国门之前，我们的国家经受了上百次疫情冲击的磨难与苦痛，但每一次都能化险为夷、转危为安，中医药学在其中完全可以独当一面，完全可以力挽狂澜，完全可以发挥中流砥柱的核心作用[3]。看似平凡的本草，在医药学家的精心搭配和精妙组合下，成为护佑中华民族这艘巨轮冲破险阻、勇往直前的"压舱石"和"守护神"，具有穿透时光的永恒魅力，不愧被誉为国粹。通过推介我国明代医药学家发明"人痘接种法"揭开人工免疫学新篇章及当代屠呦呦研究员发现青蒿素的伟大成果，使学生意识到中医药不愧为中华民族献给世界的珍贵礼物，对世界人民的卫生保健事业亦提供了中国方案和中国智慧，是值得进一步深入研究和发扬光大的。由此，强烈的专业自信和炽热的报国之志便在中医药学子的心中慢慢升腾，激发起努力学习、刻苦钻研的强大信念，满怀豪情地开启充满希望的大学时光。

3.2 彰显文化，提升综合素养

中医药抗疫，是一个专业性极强的话题，但听众均为一年级新生，在知识储备和业务技能上稍显欠缺。在讲授中若一味使用过度专业化、学术化的术语，可能会引起学生的畏难情绪，从而影响授课效果。教师在素材准备阶段，如能努力挖掘中药背后的文化要素及内涵意蕴[4]，着力寻找中医药同其他专业或领域的密切关联，并用生动形象的语言加以表述，则会引起学生更多的思索和感触。例如，在讲授张仲景编著的《伤寒杂病论》时，可从文史角度，适当引入当时间接导致东汉政权灭亡的大瘟疫以及"建安七子"中五人染病的悲惨遭遇，使学生对古代瘟疫的高传染率和高病亡率及其对社会经济的重大影响[5]有更加直观和感性的认识；在讲授东晋葛洪《肘后备急方》中出现最早天花症状的记载时，可结合纪录片《葛洪医道》，向学生渗透中医与道家学说的密切关联[6]，引导学生从传统文化中汲取营养、积聚灵感；在介绍清代"温病四大家"的生平及著作时，可以引导学生有意识地关注和思考环境气候条件对中医药学理论体系的建立发展起到的促进和催化作用；在讲述青蒿素抗疟研究历史背景（如"5·23项目"）时，可以使学生体会到医学与形势政策及国防军事领域的交叉与联系。希望通过教师的讲解，让学生懂得，中医药在治病疗疾的过程中，不是孤立割裂的，也不是孤独无援的，而是和历史、文化、宗教、哲学、艺术、时政相互交织、互联互通的[7]，只有博览群书、博采众长，潜心提升自身的文化水平与综合修养，才能真正领悟中医药的神奇魅力。

3.3 突出"思政"，激发筑梦情怀

高校专业课教师在课堂教学中应着力将知识传授与价值引领和灵魂塑造相统一，充分发挥各门课程的育人功能，努力实现"担当民族复兴大业的时代新人"的培养目标。上海中医药大学张智强教授总结出了专业课"思政"教育的核心模块和具体要求[8]，为包括中药学在内的"课程思政"建设提供了指导和借鉴。本次讲座，在授课内容上做了精心的安排和挑选，亦蕴含着丰富的思想政治教育元素，可充分发挥德育效果。如在讲解《素问·刺法论》中"正气存内，邪不可干"一句时，要引导学生认识到：对于人体，只有正气充盛，邪气才不会乘虚而入；进一步地，对于整个社会，只有不断弘扬主旋律[9]，传播正能量，共同营造风清气正、作风优良的教学科研环境，才能自觉防范和抵御腐朽消极思想的侵袭，国家和民族的各项事业，才能持续健康发展；在讲授唐代药学家孙思邈所著《备急千金要方》收载"辟瘟疫气"方剂多达40余首的相关内容时，很自然地引入其另一篇名著《大医精诚》中的经典语句，渗透医德医风教育；在讲授金元四大家之一的李东垣创制中医脾胃学说时，着重介绍当时的年代背景和医家的自身遭遇[10]，使学生体会中医大家身上悲天悯人、大爱无疆的高尚情怀；在讲到明代《本草纲目》中记载蒸煮、空气、食醋等多种消毒方法时，顺带让学生体会明代药物学家李时珍跨越千山万水，

不惧危险、艰苦跋涉的奉献牺牲精神和纠偏正误、探求真知的严谨治学态度；在讲解明代温病大家吴又可在没有显微镜帮助的情况下科学地预见了细菌、病毒等微生物的存在并编纂《瘟疫论》时，可以使学生领略到古代名医的高超智慧和先进思想，油然生出崇敬感佩之心和见贤思齐之志；在讲授此次"新冠"抗疫过程中火神山医院、雷神山医院、江夏方舱医院等的建设神速时，要让学生深切领会到以习近平同志为核心的党中央坚持"人民至上、生命至上"的亲民为民执政理念和"生命至上、举国同心、舍生忘死、尊重科学、命运与共"伟大抗疫精神[11]的内涵实质；通过对钟南山、张定宇、张伯礼、陈薇及我校抗疫先进人物李佃贵、梅建强、肖思孟等人的事迹介绍，将敬业奉献、敢打必胜、献身岐黄、热爱母校等真挚情感内化于心、外化于行，努力用自身的力量报效国家、回馈母校、奉献社会，实现鸿鹄之志。

3.4　结合校况，启迪创新思维

燕赵大地自古名医辈出，灿若星辰。河北中医学院又是全国建校最早的高等中医药院校之一，肩负着传承精华、守正创新的光荣使命。本次讲座，内容上涉及众多医药名家及其学术思想，其中亦不乏"河北元素"。在讲授中，应有侧重地多多渗透"河间""易水"等河北籍医家及学派的人生经历、学术思想及授业传承概况，助力我校的燕赵医学流派研究与发展[12]。此外，在介绍普济消毒饮、达原饮、白虎汤、清瘟败毒散、"三方（宣肺败毒方、化湿败毒方、清肺排毒汤）三药（金花清感颗粒、连花清瘟胶囊/颗粒、血必净颗粒）"等知名效验方剂的同时，也不忘推介由我校国医大师李佃贵教授及其团队创制的"浊毒理论"及在"化浊解毒"[13]治疗原则指导下成功研制出的抗疫名方"香苏化浊颗粒"。通过以上内容，使学生感受到燕赵大地的悠久医药历史及我校的浓厚医药文化底蕴，激励其勤求古训、融会新知，为实现中医药重大理论创新及实践成果贡献河北中医学子的智慧和力量，让青春在奉献岐黄、造福苍生的伟大事业中闪光。

4 双语教学的实现

本次讲座，以汉英双语[14]的形式开展，旨在提升学生的国际化视野，强调外（英）语学习在本科及研究生阶段的重要地位，同时着眼于学生综合素质的提升。针对本科新生的讲座，在授课语言上采用80%汉语、20%英语的比例展开，在课件制作上，采用汉英双语的形式设计，并对相关的中医药高频词汇和短语，利用板书明确强调；针对研究生新生的讲座，在授课语言上采用50%汉语、50%英语的比例展开，在课件制作上，为突出能力层级，采用全英文设计，并在课堂讲授时提出一些讨论性问题，与学生用英语互动交流。不论是对于本科生还是研究生，在讲座前1天，教师都会将课件和授课中涉及的代表性英文单词与短语以word文档形式发送至班级学习群，嘱学生认真做好预习，提高听课效率。

5 授课感悟

开设本次中医药抗疫简史新生双语专题讲座，在我校尚属首次。在前期酝酿、素材遴选、课件设计、课堂讲授、教学反馈等方面，都积累了宝贵的经验，也在实践中形成了一定的思考和感悟。

5.1 积极的前期准备是讲座高质量顺利呈现的重要保证

不论是本科新生还是研究生新生，对相关专业的知识储备和情感经历都相对缺乏，相当一部分学生对中药文化的独特魅力、深厚意蕴、纵深延展和在抗疫斗争中发挥的突出作用等缺少全方位的认知和感受。在这种情况下，作为主讲教师要选取典型案例，切实做好学情分析，洞悉学生的求知欲望与思想困惑，在实践中灵活运用讲授、比较、启发、"翻转课堂"[15]等多种授课方法，以充实丰富的素材触动耳目，以火热激昂的语言调动气氛，以情真意切的讲述打动心灵，以优秀鲜活的榜样感动彼此。唯有这样，学生对讲座内容才能由衷体会、入脑入心，形成深刻的印象，并以讲座中的先进人物为标杆，为日后的学习不断输注正能量。

5.2 加强专业英语的学习积累应贯穿学生学业始终

在本次讲座授课中，我们发现，在英文或英语教学环节，学生的理解能力和互动水平都出现了不同程度的下降；在讲座时，教师的英文语速只要稍快，学生就会呈现出费解和迷茫的表情；在英文互动环节，针对教师提出的问题或话题，学生要么不知所云、一头雾水，无法作答或回复；要么支支吾吾、答非所问，语言表达中存在明显语法错误。即便事前已将讲座课件和重点词汇发予学生预习并确实认真落实了，依然有不少学生在讲座后反馈表示仅能"较为模糊"地听懂六七成英文内容。由此可见，加强我校大学生专业英语水平是一项迫在眉睫的重要工作，这既是中医药走出国门、走向世界的必然要求[16]，也是提升学生综合素质，助力我校国际交流与合作水平实现跨越式发展的必由之路。笔者近年来已在我校成功开设本草美文鉴赏、中药英语基础、Chinese Herbal Essence 等双语或全英文选修课程，期待通过此次讲座，实现经验积累、资源整合，在专业课的外语教学领域实现更大的突破。

5.3　针对学生能力层次，呈现"共同但有区别"的合理化教学

本次讲座，采取"一套课件、相同内容、各有侧重"的模式开展，即在素材遴选、内容安排和课件制作上采取同一风格和统一标准，但在具体讲授中呈现出相应的侧重。对于本科生，在确保核心内容不打折扣讲授的基础上，有意识地突出中药的文化底色，激发学习兴趣，同时有选择地简介中医基础理论相关常用术语，使学生逐步树立中医药的思维模式[17]和思辨特点；对于研究生，在史实和知识层面的讲解结束后，重点应放在科研思维的启迪和创造性灵感的激发上，鼓励研究生博览群书、深入研习，争取实现中医药重大理论创新和科研成果，更好地体现"高阶性"的培养目标[18]。

中医药抗疫简史专题双语讲座，对我校本科及研究生新生都产生了极大的触动，引导他们更加积极地关注时事、热爱生活、精进学业、矢志奉献，对学生今后的学习和科研工作起到了激励

和鞭策作用。今后，可酌情加强相关类型学术活动的经验介绍及普及推广，在内容上精益求精、日趋完善，从而更好地助力教学、提升素质，实现知识技能教育和思政文化教育的和谐统一，更好地实现我校育人目标。

参考文献

[1] 曾予，赵敏.中医药抗击新冠肺炎疫情的纵深实践及制度构建[J].时珍国医国药，2020，31(4)：951-954.

[2] 苏映宇.高校思想政治理论课讲好抗疫故事的教学意蕴和实践理路[J].内蒙古农业大学学报（社会科学版），2020，22(5)：55-58.

[3] 李爱军，李宗友，储戟农，等.论中医药的历史贡献[J].国际中医中药杂志，2017，39(3)：197-200.

[4] 孟菲.试论中药文化的内涵与特征[J].中医药管理杂志，2015，23(12)：3-4.

[5] 曹明升.建安二十二年的瘟疫与魏晋文学批评的确立[J].古典文学知识，2020(5)：47-51.

[6] 惠菊，巴立明，郭家娟.浅谈道家思想对中医临床思维的影响[J].中西医结合心血管病电子杂志，2019，7(22)：12-13.

[7] 白春清.中医硕士研究生学科交叉课程的探索[J].广西中医药大学学报，2015，18(3)：99-101.

[8] 郭晶晶，张智强，文小平.以《方剂学》课程为例探讨中医院校课程思政实践改革[J].中华医学教育探索杂志，2020，19(7)：793-797.

[9] 荆媛，唐文鹏.新时代下高校思想政治教育教学方法创新研究——以主旋律歌曲为视角[J].中北大学学报（社会科学版），2017，33(1)：65-68.

[10] 黄雅慧，邓钰杰，寇少杰，等.李东垣生平及医学成就[J].中国中医药现代远程教育，2011，9(8)：125-126.

[11] 郭丽娜.抗疫精神融入课程思政改革的三重维度[J].绵阳师范学院学报，2020，39(6)：27-33.

[12] 孔祥骊，王占波，马小顺.河北中医学院人才培养历史回顾与改革实践[J].中医教育，2017，36(2)：6-9.

[13] 刘宇，李斯，刘时乔，等.王彦刚教授运用虫类药治疗脾胃病经验采菁[J].

福建中医药，2020，50(6)：61-63.

[14] 胡丽萍.中医高等院校公共英语、医学英语及双语教学衔接问题探讨[J].中医药导报，2016，22(22)：123-125.

[15] 李静平，毛晓健，俞捷.基于"雨课堂"智慧教学工具的《中药学》翻转课堂教学新模式实践[J].中国民族民间医药，2020，29(24)：119-122.

[16] 车志远，方文箐，李和伟，等."一带一路"背景下中医药院校复合型人才的培养模式研究[J].世界中医药，2020，15(19)：2995-2998.

[17] 陈青青，金丽菊，胡梁燕.中医核心辨证思维规律引入健康管理领域的应用效果[J].中医药管理杂志，2020，28(22)：197-199.

[18] 叶红."两性一度"导向下的高校金课建设[J].文教资料，2020(27)：196-197.

（本文发表于《海峡药学》2022 年 34 卷 1 期）

提升中药学汉英双语课堂教学效果的思考

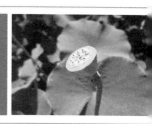

中药学是以中药的性能、功效与主治为核心，以临床安全、有效、合理用药为目的，研究中药基本理论和各药临床应用的学科，是中医药类各专业重要的基础课、桥梁课。当前，中医药国际化趋势和优势日益突显，为培养优秀的中医药国际化人才，各高等中医药院校的专业课汉英双语教学[1]普遍开展。现以笔者在河北中医学院本科及研究生层次开展的教学实践为例，浅谈提升中药学汉英双语课堂教学效果的几点思考。

1 课前：吃透教材、博览群书、做好预案

笔者于2017年开始在所属教学单位尝试开展中药学类相关课程的汉英双语教学实践。在备课节段，深切感受到教材选取、博览群书和做好预案的重要性，并根据修习学生（药学专业本科班）的能力水平和学情特点，采取了一些有针对性的措施，保障了双语教学地顺利实施。

1.1 精心选取教材，熟悉编写体例和用词特点

双语教学中教材的选择至关重要，将会对师生的教学活动和

效果产生重大影响。笔者选取了《全国高等中医药院校中药学类专业双语规划教材——中药学》（主编张一昕、叶耀辉），本套教材具有以下优点。①本书主要编者为我校资深专家教授，在教学中遇到的困难和疑惑，可以得到第一时间的指导和帮助。②本书由全国不同院校的教师分别执笔编写，在备课时可以发现编者们独特的风格与风采。例如"淋证"一词，有的翻译为"stranguria"，有的则翻译为"painful and bloody urination"；"中风"一词，有的翻译为"wind stroke"，有的则翻译为"hemiplegia"。以上译法均正确，因此可以在教学中引导学生举一反三、一词多译，加强积累和记忆。③本书编写体例较为友好，中文后紧跟英文译文，既便于查阅参考，又可使学生第一时间识记重点词汇表达。在课程准备阶段，教师还应将总论（药性理论）和各论中概述部分的英文烂熟于心，这是保证英文授课质量的关键。

1.2　广泛涉猎相关学科术语的英文表达

中药学上承基础、下启临床，在授课中需要教师具备相当的理法方药综合讲授能力及中医相关学科的知识积累，并能准确严谨地进行英文表达。例如四气五味的讲授中需要教师结合中医基础理论 [2] 的知识，解表药物的讲授需要教师具备伤寒论 [3] 的基本理论，清热药物的讲授要求教师洞悉温病学 [4] 的基础知识，活血化瘀等药物的讲授要求教师熟悉中医内科 [5] 杂病的诊治概要，这对教师的综合能力要求较高。平时应注重中医基础、诊断、方剂、内科、经典的中英文学习与积累，博览群书、兼收并蓄、中英互鉴，才能在教学中从容不迫、游刃有余。

1.3 充分估计困难，做好教学预案

笔者在中药学双语教学中遇到的较大客观困难首先是教学班级的整体英文水平不高，但由于是高年级[6]（2019级）学生，有较强的考研意向，因此主观上对双语教学较为期待。这种情况下，英文部分的教学难度应适当降低。再有，经过前期的学情分析和班级调研，得知个别学生的公共英语能力较为突出（CET-6在600分以上），遂指定其担任课程的学习秘书，参与教师的备课过程，并嘱其适当提前准备教师在课堂的提问，既可以有效防止"冷场"情况的出现，同时对其他学生亦能起到榜样、激励和促进的作用。此外，学生对英文部分的预习能力和水平，对课堂效果的影响是至关重要的。因此，务必叮嘱学生提前预习将学内容，以小组为单位编写单词（词组）手册，先将最基础的障碍扫除，为课堂教学顺利开展奠定基础。学生的预习成果将会被计入形成性评价的考核中，从而创设激励机制，变"要我学"为"我要学"，提升学习兴趣和动机，在潜移默化中实现英文能力的突破。

2 课中"对分"课堂，各有侧重，强调翻译能力培养

中药学双语教学，在真正的课堂实践环节，会遇到许多实际问题，在中英文教学内容及时间的把握、中英文部分教学目标和教学手法等方面，均需要精心设计、仔细揣摩，确保教学活动的顺利完成。

2.1　双语教学内容的选取和时间

中药学的教学内容，分为总论和各论两个部分。对于整体水平并不突出的本科班级，宜选择篇幅较短、功效相对单一的章节开展双语教学，例如消食药、祛风湿药、止血药、开窍药等，这样可以最大限度地保障英文部分的授课质量和学生的接受能力。对于其他章节，进行双语教学时，可以采取"对分课堂"的模式，即将 50 分钟的课堂分成两个 25 分钟时段。前 25 分钟，用言简意赅、清晰明了的语言，将中文部分的基本概念、基本理论和药性特点讲清讲透。后 25 分钟开展双语教学，主要采取"诵读——评析——拓展"的教学手法，即首先嘱学生大声诵读英文部分，而后教师讲评分析重点的专业词汇和地道表达，最后鼓励学生尝试用英文概括药物的性效特征和学习体会。需要注意的是，鉴于学生整体英语水平尚处在中上水平的客观事实，英文部分的授课进度，不必与中文部分保持一致。

2.2　中英文部分的授课目标应各有侧重

在中药学双语教学开展的初级阶段，中英文部分的授课目标，应难度适中并突显区别。中文部分，笔者任教的药学专业[7]的中药学授课时长只有 54 学时，明显少于其他专业，且英文部分至少又要占据将近 4 成时间。因此，中文部分的授课水平对任课教师而言要求反而更高。因此，中文部分的授课目标应聚焦于在有限的时间内将具有一定难度的药性理论和性效分析的内容讲清讲透。对于一些十分难以理解的术语，必须要用中文讲清并且不建议采用英文讲解形式，如桂枝的"发汗解肌[8]"、肉桂的"引火归元[9]"、牛膝的"引血下行"等。以上术语，即便用中文讲解，即便是中医、中西医临床医学专业的学生，尚须反复理解揣摩，对于药学专业的学生，本身中医基础能力并不十分扎实，如果再用英文讲授，将使学生感觉更加晦涩难懂，反而降低了课堂效率，因此不建议采用。英文部分，授课目标可分为初级和高阶两个层次。初级目标是让学生掌握基本的中药英语术语[10]，如 four natures and five flavors（四气五味）、seven forms of compatibility（七情）、clear heat to eliminate toxins（清热解毒）、drain dampness to relieve jaundice（利湿退黄）等，高阶目标是尝试用英文对重点药物（每章节第一味药）的药性进行初步分析，达到融会贯通的效果，切实提升综合能力。

2.3 授课中注重学生中医药综合翻译能力的培养

中药学双语教学的另一个高层级目标，就是初步培养学生的专业术语翻译能力[11]。鉴于翻译能力对学生的基础英文水平要求较高，可以在研究生班级开展，如本人在我校研究生院开设的中医药基础与临证采菁双语课程。翻译能力的提升，可尝试从三方面持续发力。①培养学生对中医药学"四字术语"的翻译能力，熟悉"主谓宾"（如 phlegm clouding the pericardium，即痰蒙心包）、"主谓状"（如 deficiency yang floating upward，即虚阳上浮）、"前后并列"（如 reinforce healthy qi and release the exterior，即扶正

解表）、"动宾搭配"（如 harmonize the lesser yang，即和解少阳）、
"动宾＋方式状语"（如 treat excess by purgation，即实则泻之）、
"动宾＋目的状语"（如 warm the middle to stop diarrhea，即温
中止泻）等常见结构，在不断的举一反三中，通过"多练"的方
式提升翻译水平。②培养学生古籍原文的翻译（鉴赏）能力，将
中医药古籍中经典语句的英文充分呈现并讲解给学生，如 enrich
the governor of water to restrain the brilliance of yang（壮水之主、
以制阳光）、in insufficiency, tonify the mother organ；in excess,
purge the child organ（虚则补其母，实则泻其子）等，极大激发
学生学习兴趣和翻译热情，丰富素材积累和地道表达，在不断精
研古义中，通过"多背"的方式提升综合素养。③培养学生中药
药性综合翻译（表达）水平，在某味中药的讲解结束后，在教师
的引导下，鼓励引导学生用英文表达或翻译出核心药性特征，如
Mahuang is pungent for dispersing and bitter for descending, acting in
lung meridian. Since it can disperse wind cold externally and ventilate
and descend lung qi internally, it is suitable for cough and painting due
to wind-cold fettering and congestion of lung qi. 以上关于麻黄的药性
特征，如果学生能在教师引导和汉字提示下准确译出，则可以极
大地增强学生的成就感，在不断的翻译实践中，通过"多悟"的
方式加深中药药性理解甚至英文病案[12]的分析能力。

3　课后提升自我，突出思政，彰显特色

　　双语课堂教学后，教师应根据整体效果和学生感受，进行及

时详细的教学反思，以发现问题、着力改进。笔者认为，在中药学双语教学中，无论学生是本科生还是研究生，教师均可从以下三方面着力审视并有针对性地加以改进。

3.1　任课教师应时刻注意提升英语综合表达能力

双语教学，对非英语专业的任课教师而言，是一个不小的挑战，学生亦会对课堂效果的精彩性和持续性怀有较高期待。作为教师，应注重点滴积累，扩充词汇量，夯实基本功，避免在课堂教学中出现语音、拼读或语法错误。中药学教学中，讲授药物来源和应用时，很多时候需要引入典故传说等，因此需要教师不断练习，反复听说，强化"讲故事"的语言叙述能力，使课堂引人入胜、过目不忘。中药现代化[13]进程一日千里，中药药性理论的创新方兴未艾，作为教师，应大量涉猎临床中药、中药化学、中药药理、中药制剂等方面的最新全英研究文献，择难度适中者酌情用于本科生或研究生教学，鼓励科学研究，激发创新思维。

3.2　双语教学，也要突出课程思政

中药学课程内容丰富、文化气息浓郁、思政情怀深厚，在双语授课时，应努力挖掘思政案例，有机融入课堂，努力用外语讲好中国故事[14]，达到"春风化雨、启智润心"之效。中药学承载着中华文化，英语则是西方世界第一语种，因此与汉语课程思政相比，英文教学中突出课程思政，可以选择一些独特的案例进行引入。①讲述一些让西方世界赞叹不已并刮目相看的中医药学成

就和突破。最典型的思政案例便是在青蒿的授课中，可用较长时间引入我国著名药学家屠呦呦研究员因青蒿素的研究获得诺贝尔生理学或医学奖的事迹，并在课堂播放授奖视频，对屠呦呦研究员的获奖感言英文稿进行集体学习，这样可以使学生用另外一种语言感受中医药的骄傲与荣光。②讲述中药在治疗（或治愈）西方著名人物（政治家、文学家、思想家等）所患疾病的典型案例，使学生极大地领略祖国医药的独特优势、神奇魅力和非凡价值，极大地坚定专业自信和报国情怀。③尝试邀请我校或其他中医药院校培养的优秀外籍本科生或研究生现身课堂，分享学习经验与感悟，使学生在外国人对中国医药的虔诚求学和由衷赞叹中，坚定中国中医药人的志气、骨气和底气[15]。

3.3 双语教学，可突显院校特色

中药学教学中，教师应根据所在院校的地域（地方）特点，有针对性地引入道地药材、所在省区医药文化常识、中医药名家用药特色等内容，营造浓郁的中药文化课堂氛围，让学生感受"不一样"的视听体验。笔者所在院校自古被称作"燕赵大地"，中医药发展历史悠久、名家辈出，形成了独具一格的"燕赵医学"。在中药学课堂，笔者在有着"中华药都"美誉的河北安国"八大祁药"的讲授时，加入了安国中医药文化的英文讲解；在研究生中药学课程清热解毒药、化湿药等章节的教学中，用英文简要阐述李东垣、张锡纯、李佃贵等古今燕赵名家的用药经验，这些内容的英文引入，都使学生仿佛与河北医药文化[16]与河北籍医药名家"零距离"接触，体验燕赵风骨^[17]，激发筑梦情怀，收到了良好的教育教学效果。

中药学双语教学水平的提升，绝非一日之功，需要师生双方相向而行、锤炼本领、教学相长，各相关专业和教学单位密切配合、协同发力、互学互鉴。同时，学校的教学管理部门也在为中医药课程的双语、全英文甚至小语种^[18]教学在规章制订、政策鼓励、指控监督、成效推广等方面给予大力的支持和关怀，共同促进高水平、有特色中医药国际交流传播人才的培养，为实现伟大复兴的中国梦贡献力量。

参考文献

[1] 杨迪,顾赤.中医药院校双语教学的问题和对策[J].湖北中医药大学学报，2015(5)：121-122.

[2] 刘晓丽，周美启，董昌武，等.中医基础理论双语教学探讨[J].安徽中医学院学报，2010，29(3)：79-80.

[3] 孙松娴，周春祥，凌云，等.伤寒论双语教学之思考[J].中国中医药现代远程教育，2019，17(5)：17-19.

[4] 朱叶,尹德辉,陈桂敏.浅谈《温病学》双语教学[J].辽宁中医药大学学报，2008，10(12)：204-205.

[5] 刘宁博，袁媛，韩捷，等.中医内科学双语教学改革探析[J].中国中医药现代远程教育，2019，17(22)：14-16.

[6] 刘庆阳.采用调查问卷评估高年级本科生双语教学学习表现[J].教育教学论坛，2018(26)：69-70.

[7] 耿榕徽.药学专业中药学教学改革的思考[J].魅力中国，2021(8)：472.

[8] 孙立佳，曲夷.桂枝汤"解肌"与"建中"功用探析[J].山东中医药大学学报，2018，42(2)：99-102.

[9] 江海涛.刍议肉桂"引火归元"[J].国医论坛，2010，25(2)：44.

[10] 郑鸿翔，张斌.中药功效术语英译的常见问题与技巧[J].西部中医药，

2016，29(1)：142-144.

[11]　朱文晓，李蕾. 中医药院校翻译硕士培养模式探析 [J]. 光明中医，2016，31(5)：742-744.

[12]　牛力，刘燕. 英文病案讨论在病理生理学教学中的应用 [J]. 九江医学，2008，23(4)：91-92.

[13]　赖利平. 以中药现代化思想指导的中药学教学改革策略 [J]. 学周刊，2020(17)：5-6.

[14]　付瑶，刘鸿. 高校学生用英语讲好中国故事的能力培养研究 [J]. 广东石油化工学院学报，2022，32(2)：86-89.

[15]　王一，魏雪梅. 新时代青年人志气、骨气、底气培育的理性探寻 [J]. 蚌埠学院学报，2022，11(1)：1-5.

[16]　张暖，周计春，冯伟. 河北省中医药文化特色初探 [J]. 河北中医，2014(6)：901-902.

[17]　韩成武，赵林涛，韩梦泽. 燕赵文化精神与唐代燕赵诗人、唐诗风骨 [J]. 河北师范大学学报（哲学社会科学版），2006，29(6)：96-103.

[18]　徐永红."一带一路"视阈下中医药院校小语种教学模式的探索 [J]. 中医药管理杂志，2019，27(8)：21-24.

高等中医药院校中药文化课程体系建设初探

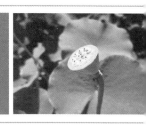

凡是以中国传统医药理论指导采集、炮制、制剂，阐明作用机制，指导临床应用的药物，统称为中药。伴随着千年的积淀与传承，中药的身上承载着厚重而深邃的文化内涵，涉及医学、文学、史学、艺术学、民俗学等领域[1]，中药独特而神奇的魅力早已大大超出药材本身的形态特质。对中药文化精髓和内涵的深入解读，理应成为深化高等中医药院校教育教学改革的特色和亮点，对增强学生"四个自信"，深刻践行"课程思政"[2]，提升课堂教学水平，都将起到积极的推动作用。鉴于此，我们尝试开展中药文化课程体系建设，经过数年实践，取得了一定的成绩，也深刻体会到文化的力量在中医药课程建设中突出而重要的作用。

1 中药文化课程体系的组成

中药文化课程体系，由一系列丰富多彩、各具特色、贯穿学生本科初期阶段全过程的课程与相关文化活动构成，以彰显文化魅力，实现"三全"育人[3]。主要包括中药文化新生入学讲座、中药文学赏析课、中药民俗概览课、中药文明传播简史课、"中药文化节"活动、中药炮制体验课、安国中药都实习课等，通过循序渐进的内容设置、由浅入深的精心安排，用传统中药文化的力量开拓眼界、激发兴趣、启迪思维、坚定信念。

1.1 中药文化新生入学讲座

中医药院校大一新生在踏入校园后，心情是激动、期待而懵懂的。激动是因为即将开启一段崭新的人生旅途，期待是因为自身将会通过未来数年的学习而成为医药卫生战线的一员，懵懂是因为对中医学的认知储备仅仅来源于个人成长的某些经历和中学阶段的零星涉及。中药文化新生入学讲座，大多在第一学期入学后一个月内开展，旨在给学生"披上第一层国粹的外衣"，使其在思想意识上率先走入中医药的大门，极大地激发和调动学生的求知渴望，深切感受到中医中药并不遥远、并不枯燥，是可以给自己带来惊喜和感动的，从而做到首先在思想意识上庆幸、坚定和骄傲于自己的专业抉择。在内容选取上，要紧贴现实生活，以喜闻乐见、人尽皆知的衣食住行等各方面的实例来阐述和揭示中药文化的源远流长和独特魅力，拉近学生对本草的关注度和亲和度，夯实学生心中对中药深切的存在感和喜好感，愿意以本次入学讲座为契机，欣然迈出漫长学业生涯的第一步[4]。

1.2 中药文学赏析课

在千百年的发展演进中，中药始终以"简、便、廉、验"的特点著称于世，中药学的著作语言优美、对仗工整、功底深厚，中药的源植物及饮片形态姣好、丰富多姿，历来便是文人墨客吟咏抒怀的对象，因此中药具有较为鲜明的文学特征。中药文学赏析课程一般在第二学期开设，此时各专业均已学习了中医基础理论，对中医药的认识更加深刻，也初步体会了中医药学"偏文"的课程特点，此时开设本课程，目的在于从祖国古典文学的优美画卷中采撷属于中药的点点锦纹，深入赏析中药与文学交融的独特深远的艺术魅力，在诗情画意的讲授中[5]深刻体会二者蕴含的人文关怀与生命信仰，让文学与医理熠熠生辉，进一步陶冶情操，提升中医药文学素养与鉴赏水平。授课的主要内容包括：传统文化背景下的古典文学与中药学，诗词曲赋与中医药，戏曲、小说、神话与中医药及文学化的中医学著述等。

1.3 中药民俗概览课

民俗是广大民众创造和享用的物质文化与精神文化的传承（包括意识、行为和语言等），是以人作为传播载体世代继承的一种传统文化。中华民俗，无论是物质生活、社会生活还是精神方面的民俗，大都不同程度地受到中国传统医药卫生健康观念的渗透和影响。中药民俗概览可在第三或第四学期开设，旨在借助文化人类学的研究视角带领学生全面深刻认识中医药的民俗学特征与表现特点，深入剖析各层次医药文化与民俗的关系，更好地从民俗学这一社会科学角度探究中药学的发展规律，从而起到推陈致新和继往开来的作用，将会对开创中华文化与中医学研究的新局面做出积极的努力与尝试。主要讲授内容包括民俗的起源与特征、民俗文化培育古代医学成长[6]、日常生活民俗与健康、岁时岁令卫生民俗、人生礼俗、有关医药卫生的民间信仰传承等。

1.4 中药文明传播简史课

中药文明，声名远播，历久弥新，在不断的自我完善和互相交流中绽放夺目的光辉。本课程拟在第四学期开设，此时学生已基本学习了中医药学主干课程，便于在全新的高度和更深的维度思考与感悟中药文明的持久魅力。本课程跨度横贯远古至晚清，按照历史的发展脉络，紧密结合中医药学术思想核心，突出弘扬中医药文化价值，贴近现代人类发展趋势，依托古今中外珍贵文献史料[7]，可使学习者较为全面地展现中药文明传播的概貌，以史为鉴、面向未来，对当代中医药知识的传播和推广，起到重要作用，尤其在当下中医药现代化方兴未艾与"一带一路"建设稳步推进的背景下，对中药文明及文化传播的深入解读将具有更为积极与长远的时代意义。主要讲授内容包括原始社会、夏商周时期、秦汉时期、魏晋时期、唐宋时期及明清时期的中药文明传播概况。

1.5 "中药文化节"活动

河北中医学院于 2005 年创办了首届"中药文化节"，至今已成功举办超过十届。该项活动以"传承神农薪火、弘扬本草精髓"为主题，经过多次实践的不断探索，逐步打造形成了一系列紧扣中药特色、活动形式多样、师生广泛参与的校园文化精品活动，如"中药舞台艺术剧""中药脸谱展""中药文化创意工作室"等，受到上级领导和广大师生的一致认可与好评。"中药文化节"可充分调动学生的积极性、主动性和创造性，唤醒学生投身中医药文化传承与宣教的主人翁意识，既有助于夯实学生的文化自信，助力高校思想政治建设[8]，又为学生亲近中药、施展才华提供了绝佳的平台。

1.6　中药炮制体验课

我校依托全国中药炮制技术传承基地，积极开展中药炮制体验活动（课程），基地位于校园内，占地面积1000余平方米，设有认药区、采药区、种药区、制药区、用药区、创新创业区六大功能分区。该基地以"弘扬济世精神，传承神农薪火"为宗旨，把育人与教书有机结合起来，通过"认、采、种、制、用"5个核心环节，使学习者在掌握中药传统知识技能的同时，培养对中国传统文化的自信。此类体验活动（课程）可在第三或第四学期开展，此时学生已学习过中药学课程，对中药饮片及炮制的相关内容仅有皮毛认知，具有强烈的求学和实践热情，都想一睹本草的"庐山真面"。本次体验课程具备"三亲"的特点，可以在最大程度上满足学生的探求愿望。第一是亲眼所见，使课本的生硬文字变成眼前的直观具象，加深感性认识，从而过目不忘；第二是亲口品尝，使四气五味的概念更加深入人心，永难忘怀；第三是亲手操作，切身感受中药炮制的精妙、严谨、艰辛与智慧，将"工匠精神"深埋于心[9]。

1.7 安国中药都实习课

河北安国市古称"祁州"，地处华北平原腹地，京、津、石三角中心地带，是全国最大的中药材集散地之一，素以"天下第一药市"之名享誉海内外。我校依托祁州校区的便利条件和安国药都的深厚底蕴，选派中医学、中西医临床医学和中药学专业的学生在第四或第五学期前往安国市开展中药实习实践活动（课程）。主要内容包括祁州校区药用植物园中药认药实习和药王邳彤文化巡礼。前者，学生可以深入"田间地头"，近距离观察和触碰中药源植物形态，通过教师及专业人士的详细讲解，对中药材的种植、培育、养护、采收等环节建立全过程的知识构架；后者，学生可以"零距离"感知安国中药文化的丰富内涵，将医药先祖济世救民的高尚情怀内化于心、外化于行[10]。

2 中药文化课程体系建设的重要意义

中药文化课程体系的精髓和灵魂在文化，通过丰富多彩的课程模块，深入讲解中药的文化符号、文化要素、文化特征和文化精神，必将会让学生感受到来自文化的温度、温情和温暖，对提高学生中医药综合素质、坚定中国特色社会主义文化自信、推进高等中医药院校教育教学改革等，都具有十分重要的借鉴意义。

2.1 提升课堂教学质量和学生文化素养的重要途径

中药学涉及内容相对较多，教材编排相对刻板，难免在教学中使学生有枯燥感，许多学生迫切希望听到"不一样"的中药课，而中药文化内容的引入恰恰很好地满足了学生的听课诉求。屡次的课堂教学实践一再揭示，在授课的任何环节如能恰到好处地插入[11]文化表达和解读，将会极大地活跃课堂气氛，给学生耳目一新之感，使其觉得原来课堂真的可以很"有料"，很有激情，很有情怀，一味味本草的背后，彰显出华夏文明的独特魅力。在一个又一个中药文化案例的呈现与品味中，学生仿佛感到自己与著名的历史人物通过中药这一媒介而有了"心贴心的交流"，更加深刻地体会出本草蕴寓的深刻内涵，意识到学习中药，归根结底是在学习一种文化、一丝温馨、一份力量，从而对所学内容有了"穿越时空的爱恋"，会迸发出强烈的激情和欲望，全身心地投入到学习中，枯燥乏味之感荡然无存，既有助于巩固和加深对核心知识（药物功效与应用）的掌握与记背，又在无形中提升了自身的国学文化修养，可谓一举两得。

2.2　坚定文化自信、立志献身岐黄的重要思政抓手

文化自信是一个民族、一个国家以及一个政党对自身文化价值的充分肯定和积极践行，并对其文化的生命力持有的坚定信心。中药文化是中华文化的重要组成部分，并在一个侧面充分彰显其精华之处。高等中医药院校理应成为弘扬中华文明、培育文化自信的重要阵地[12]。在中药文化课程体系的构建中，应通过教师的讲授，做到春风化雨、润物无声。要通过诸多生动鲜活的文化事迹，在学生心中留下这样的印记：本草文明千百年来守护着中华民族

的生息繁衍和昌盛荣光，中华文化从未间断，中医中药亦生生不息，薪火相传；中药文化虽博大精深，但一向博采众长、与时俱进、创新不止，因此能不断焕发出新的活力；古老的本草不仅为中华民族保驾护航，还为世界人民的健康事业做出了突出贡献，如屠呦呦研究员发现青蒿素等，并在新的历史背景下，服务于国家战略[13]，必将谱写更加辉煌的篇章。此外，将中医名家的励志故事和崇高品德渗透到课程体系的教学中，将使学生充分感受到榜样的强大力量，将极大有助于高尚道德情操的培育和塑造，会收到丝毫不逊于单纯思政说教的育人效果。

2.3　推进高等中医药院校课程改革的有益尝试

本次中药文化课程体系的构成模块中，既有理论课程，又有实践课程；既有必修课程，又有选修课程；授课地点既有校内，又有校外；授课形式既有课堂讲授，又有自主研究；开课时间既有循序渐进，又可酌情制定，充分践行"以学生为中心"的教育教学理念，最大限度发挥学生的主观能动，使学生能以文化为载体，对中医中药构建全方位、立体式的认知和思维模式，对中药的"前世今生"亦有了全过程的了解和感悟，对中药形态、资源、炮制、鉴定、应用等内容，都能借助此课程体系一线贯之，真正做到博闻强志、慎思笃行，还能让课堂冲破门窗墙壁的藩篱，走近自然、走入社会[14]，使学生站在全新的高度审视自己的学业，进一步增强振兴中医药事业的使命感、责任感和荣誉感。

3 中药文化课程体系建设对师生的要求与期待

中药文化课程，具有数量较多、涉及领域较广、时间跨度较大等特点，对参与者的能力层级要求较高，需要师生不断努力，共同进步。

3.1 对教师的要求

首先，要做到博览群书、博采众长，既要有本学科（中药学）的深厚功底，又要有中医基础、诊断、临床各科的扎实储备和丰富经验[15]，还要拥有历史、地理、文学、艺术、民俗、考古等各方面的知识铺垫，以便在讲授中游刃有余。其次，要坚持"懂、透、精、趣"的原则，即懂得培养目标、懂得学生层次、懂得教法策略；重点难点要讲透、学生心理要参透、大纲要求要吃透；教学设计精益求精、课堂讲授去粗取精、素材遴选优中选精；语言表达要有风趣、案例分析要有情趣、文化解读要有妙趣。最后，由于中药文化博大精深，在授课过程中涉及许多交叉学科，为保证讲述内容严谨准确，须酌情邀请教研室资深专家或相关领域的专业学者担任质控指导，对文化素材的质量和课堂实践的效果进行实时评估，同时认真听取学生意见建议，不断改进，共同提高。

3.2 对学生的要求

首先，要志存高远，追求卓越，绝不可仅仅满足于课本的知识，绝不可肤浅地将中药性效的识记作为学习的终极目标，应努力探求中药学与其他学科领域的知识关联，培养和树立在各领域学习时的"中药敏感度"。其次，要将中药的文化内涵真正学懂、弄通、落实，浸透到心灵深处，用文化的精神、以文化的名义，全身心地投入中药的学习中，努力钻研、精勤不倦。最后，要勇于探索，躬身实践，善于发现身边的中药文化现象，积极参加各类中药文化实践活动，在探索性学习中锻炼自我、提升素质。

中药文化课程体系建设，绝非一日之功，需要相关领导、教师和学生的长期共同努力，在素材遴选、课程设置、具体实施、质控监督等核心环节仍需较大的人力物力和协同配合，但坚信通过不断摸索完善，必将成为高等中医药院校教育教学领域的一道靓丽风景，对特色校园文化建设、中药文化传承创新事业发展、社会主义核心价值观的宣传与弘扬，都将起到积极的推动作用。

参考文献

[1] 袁颖，杨柏灿，朱国福，等.学以致道——中药文化属性融入学生中医素质培养的探索 [J]. 中国中医药现代远程教育，2016，14(23)：1-2.

[2] 刘宇，赵冬，张一昕."课程思政"融入《临床中药学》课堂教学的认识与探讨 [J]. 教育现代化，2019(32)：30-32.

[3] 钟婷.中医文化对高校文化育人价值的思考 [J]. 湖南中医药大学学报，2018，38(11)：1291-1293.

[4] 刘宇，张思雪，姜萌，等.对中医药院校新生开展中药文化入学教育讲座的时间探讨 [J]. 中医药导报，2019，25(7)：139-141.

[5] 刘宇，张一昕，韩雪.提高中药学课堂教学质量的探讨 [J]. 药学教育，2018，34(6)：39-42.

[6] 杨扬.云南岁时节日饮食民俗的中医养生文化探析 [J]. 云南中医中药杂志，2017，38(3)：14-17.

[7] 刘宇，韩雪，张一昕.开设《中药文化之旅》选修课的实践与探索 [J].

广西中医药大学学报，2017，20(4)：75–77.

[8] 张继红，马海洋，尹喆.传统文化与中医药院校思想政治教育的相关性研究 [J].学周刊，2018(16)：11–12.

[9] 姚其煌，林蔚.中医药工匠精神的历史传承与当代培育 [J].南京医科大学学报（社会科学版），2019(1)：28–30.

[10] 张瑞贤.安国药王庙考 [J].江西中医学院学报，2005，17(4)：5–7.

[11] 刘宇，张一昕，郭秋红，等.论《临床中药学》教学中案例的选择与引入技巧 [J].教育教学论坛，2016(5)：156–157.

[12] 王思婷，韦兆钧.培养医学生文化自信的特色校园文化活动研究 [J].现代医药卫生，2019，35(6)：941–943.

[13] 吴晶晶，官翠玲，高山.一带一路背景下中医药院校对中医药文化认同的构建 [J].世界科学技术：中医药现代化，2018，20(5)：775–778.

[14] 毛欣欣，李长田，张智文，等.中医药课程改革的探索与实践 [J].药学教育，2014，30(5)：40–42.

[15] 郝丽莉，李笑然，刘艳丽，等.谈改革发展中中药学教师应具备的知识结构 [J].时珍国医国药，2018，19(10)：2563.

（本文发表于《科教文汇（上旬刊）》2020 年 1 期）

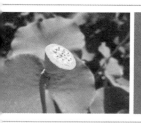

对中医药院校新生开展中药文化入学教育讲座的实践研究

新生入学教育近年来愈加受到我国高等中医药院校的重视与关注。中药学是中医学的重要组成部分，千百年来为中华民族的生息繁衍和繁荣昌盛做出巨大贡献的同时，又闪耀着与时俱进的光辉，亦渗透着浓浓的博爱精神与深沉的人文情怀[1]。笔者以河北中医学院药学院为例，对在本科一年级新生中开展中药文化入学教育讲座的构想与实践做一简要汇报总结，以飨同道，共同开启高校专业教育与德育教育的新探索。

1　开展中药文化入学教育讲座的必要性

大学一年级新生，始入高校，初涉杏林，对即将开启的中医药之旅，在兴奋与好奇的同时，又多了些许彷徨和迷惑。精心呈现的中药文化入学教育讲座，可以在第一时间"牵线搭桥"，引领学生与中医中药来一次愉快的"邂逅"，从而使学生最大限度地降低陌生感，增加亲近感，以最快的速度着迷和痴情于中国传统医药，将自己的知识和能力由高中时期的"广"过渡至大学阶段的"专"，顺利地开启更高层次的学业。

1.1 坚定信念，规划人生的重要一课

中医药学凝聚着深邃的哲学智慧和中华民族几千年的健康养生理念及其实践经验，是中国古代科学的瑰宝，也是打开中华文明宝库的钥匙。在讲座中，可将"三大"思想灌输给学生。①中医药学以5000年的华夏文明为强大依托和深厚积淀，以自己独特的魅力成为中华文化的奇葩和瑰宝，在人类文明的历史进程中"大放光彩"，此处可通过讲座中"一带一路[2]与中医药"部分进行简要介绍和阐述，教导新生要有大眼光、大智慧，常怀志存高远之心。②中医药学以独特而精辟的理论与视角看待自然、看待生命，来源广博多样，内容包罗万象，虽产生于千百年前，仍旧闪耀着精妙与睿智，并依然在21世纪的今天发挥着不可或缺的重要作用，历久而弥新。在讲座中，通过中医药现代研究与应用的成功案例（如屠呦呦与青蒿素，中药抗击禽流感、埃博拉病毒[3]等），明确地告诉新生：投身于中医药事业，是前途无量、"大有可为"的。③近年来，党和国家更加重视中医药的发展与创新，先后出台了多项鼓励和扶持中医药发展的政策法规[4]，使中医药的发展迎来了千载难逢的战略机遇期。讲座中应结合一系列利好信息，鼓励新生坚定信心、努力钻研、奋力拼搏、乘势而上，必将会"大展宏图"，学以致用，为中医药振兴做出自己的贡献，谱写无悔的青春之歌。坚定专业自信应成为本次讲座的中心目的，务必使新生通过聆听后感到，中医药学是一个值得学习、值得热爱、值得为之奋斗终身的事业，从而以满腔的热忱投入其中，融洽讲座

气氛，提升学习效果。

1.2　转变学法，传经送宝的难得机会

中医药学具有深厚而鲜明的文化属性，因此大多数中医药专业课具有"偏文"的课程特点，对学生的记背能力要求颇高。在讲座中，通过对中医药文化现象的巧妙解读，教师可提示学生在今后的学习中应着力培养形象思维能力和观察能力，有意识地提升记忆水平，这一点对于高中阶段是理科出身的新生尤为重要。在讲座中，应不时创设问题情境[5]，鼓励学生独立思考，锻炼自主学习、自主研究的能力，使其逐步摆脱高中阶段应试教育带来的思维僵化、硬性填鸭的弊端，尽快适应大学阶段教师的授课风格，并区别于先前的学习方法。

1.3　文化熏陶，德育教育的必然要求

中药博大精深，绵延千载，治病疗疾，泽被万代，成为流淌在国人身上的"文化血液"，具有显著的文明特性、深厚的文学意蕴和优美的文艺亮色。在讲座中，教师应竭尽所能地突显中药背后的文化符号与特征[6]，打造一堂堂有故事、有温度、有品位，具有"文艺范儿"的中药课。例如，可以通过"上品功能甘露味，还知一勺可延龄"的诗句引出对补养药吴茱萸的介绍，通过"爱美的女孩看过来"小版块使新生初步构建对白芷、芦荟、益母草、阿胶等美容养生药物的第一印象，通过"端午节里的那些事"小专题推介竹叶、淡竹叶、艾叶、石菖蒲、雄黄、苍术等药物的民

俗价值 [7] 及古代预防医学思想，使新生以中药为切入点，深刻领略中华文化的无穷魅力，收获欣喜与满足。掌握与驾驭中药是拯危救脱、救死扶伤的重要手段，非精益求精与品德高尚之大医不能为之，在入学教育讲座中，应着力培育学生救含灵之苦的爱心，抱奋斗之志的恒心和出精当之方的匠心，以孙思邈、李东垣、张锡纯等医林巨匠的典型案例激励新生膜拜名家、见贤思齐，将本次讲座打造成为德育教育 [8] 的新高地。

2　中药文化入学教育讲座的实施过程

中药文化入学讲座为河北中医学院药学院开展的首次新生专业讲座，与思想政治讲座双轨并行，前后呼应，促进新生思想道德与专业素养的同步提升。本次讲座的对象为中药学、中药资源与开发、中药制药工程与药学 4 个本科专业的全体新生，以多媒体课件与板书相结合的方式分两次开展，每次历时 150~180 分钟。讲座以"中药文化采菁"为题，从创造性、整体性、趣味性、民族性、艺术性角度对中药文化的特点与内涵进行深入的讲解与阐释，主要内容包括："小米加步枪"的奥秘——中药与饮食文化，"往事知多少"的惆怅——中药与历史文化，"双双金鹧鸪"的深意——中药与影视文化，"一览众山小"的旷达——中药与诗歌文化，"赠我一支艾"的温暖——中药与民俗文化，"威名不虚传"的叹服——中药与名人文化，"迅疾如飞翼"的激情——中药与体育文化等。以上内容由河北中医学院优秀（特色）选修课程中药文化之旅课件及讲稿中的精品内容整合而成，向新生简要介绍数十味生活及临床常见中药的性能特点和文化常识，融医、药、文、史于一体，集知识性、文艺性、专业性、趣味性于一身，热情洋溢而幽默风趣的讲解使学生耳目一新、受益匪浅、感慨良多。在讲座的最后 30 分钟，还对学生进行了学习态度和学习方法方面的教育和提示，以使其坚定信心、积蓄力量、力争上游。本次讲座将努力向常态化、机制化、纵深化方向继续发展，力争打造成为学校中药文化的特色项目。

3　中药文化入学教育讲座的意义

对广大新生而言，中药文化讲座的成功开展使其体会到了学校和教师的良苦用心，领略到了中华文化的独特魅力，也收获了对未来学习的强大信心和动力。

3.1　激起悠悠中华、舍我其谁的自豪感

讲座结束后，我们对新生组织了多种形式的交流和反馈。大部分同学都对中医中药的灿烂辉煌和名医辈出的历代传承表达了崇敬与钦佩之情[9]，表示将时刻以"苍生大医"为榜样，努力拼搏、刻苦钻研、学以致用，成为一名优秀的学子，报效国家。

3.2　升腾一朝相逢、情定终生的归属感

通过此次专业入学讲座，学生在接受了基于专业视角的较高强度的"视听体验"后，产生了对中医药的浓厚学习兴趣与求知热情，感到"它们原来并不遥远、并不难懂，而是十分具象、十分亲切，和自己朝夕相处，可惜在现实生活中忽视了随处可见的

中药之美"。讲座中穿插的学习策略与科研方法的渗透亦为他们的未来之路指引了较为正确的方向，使他们不再犹豫、不再纠结，变得更加笃定，更加坚韧。新生们普遍感到，和中药的距离从未如此之近，亦将今日及以后的自己看作地地道道的铁杆"中医人"和"中药人"，强烈的归属感和认同感[10]激励和鞭策着他们从上好每堂课做起，勤勉奋进、脚踏实地地尽情在中医药的广阔天空中翱翔。

3.3 形成逆水行舟、不进则退的危机感

有不少学生在讲座后很难能可贵地指出，虽然中药的功效经受住了历史与时代的考验，亦曾经发挥了重要作用，但在当今的医疗实践中，在与西方医药的竞争中，仍处于较为明显的劣势地位，中药专利频遭抢注和用药安全不时见诸报端的种种案例亦让人为传统医药担忧不已。新生们能依据自身的阅历和见闻想到这一点，十分值得表扬，中药文化的专业教育使他们在抚今追昔之余，也暗下决心，立志在中药经验传承、中药药理、中药化学、中药提取、中药制剂等领域发奋苦读、勤于实践、正视差距、迎头赶上，为中医药的现代化和国际化发展之路上下求索。在讲座时的师生互动环节，有些学生亦能感到自身的知识储备和中医底蕴与同窗相比具有一定差距，促使其以"不服输"的精神更加勤勉地躬耕于学业，有助于营造"比、学、赶、帮、超"的良好班级文化。

3.4 培育继承创新、再续辉煌的使命感

中国医药学是一个伟大的宝库，应当努力挖掘，加以提高。

通过此次中药入学教育，许多新生认识到，中医药学的典籍著作浩如烟海，名医辈出，名方频现，诸家争鸣，异彩纷呈，为我们进一步挖掘和研究提供了绝佳丰富的素材与养料。当代青年学子应当深知肩上的神圣使命，努力攻关，精勤不倦，苦练内功，迎难而上，掌握更多的知识和技能，进一步揭开中医药的神秘面纱，让中医药的薪火代代相传，在中华民族伟大复兴的道路上，谱写属于中医药的华彩乐章。

4 讲座中需要注意的问题与对策

针对新生的中医文化入学教育讲座，在实施过程中，需要在开展时机、授课语言、内容遴选、课件制作、听课反馈等环节精雕细琢，力求完美。首先，在讲座的时机安排上，应以新生开学一个月（国庆假期）后为适宜。此时学生已经历了四周左右的大学生活，通过中医基础理论的课堂学习及校园文化的熏陶，已初步接触了中医学的基本概念和知识，此时进行中药文化讲座，不会使学生感到过于陌生和突兀。其次，在语言表达上，应以幽默诙谐、通俗易懂为第一原则，努力"以语言取胜"，用幽默机智、文采飞扬的语言魅力深深吸引学生、打动学生，激发其求知欲望和探索热情。大一新生几乎对中医基础理论、中医诊断学、黄帝内经选读等课程一无所知的学情特点决定了：对药理药性的解读应选用通俗易懂又浅显易学的词语，多采用取类比象的描述与讲解手段，不能过多使用晦涩难懂的专业术语，更不允许照本宣科、味同嚼蜡似的平铺直叙。再次，在内容选取上，应多以生产生活中常见或新生耳熟能详的药物入手，层层分析，娓娓道来，不能将不常用或"生僻"的药物作为素材用在讲座上。另外，在多媒体课件的制作上，应坚持"图多字少"和"清晰唯美"的原则，画面设计力求耳目一新、印象深刻，文字呈现夺人眼球、言简意赅，一切以激发学习兴趣为出发点和落脚点。最后，应以正规授课的规格和标准对待此类讲座，在课程准备、教案撰写、课件设计、教学反馈等各个环节加强质控、严格督导，邀请教研室主任及高年资教授现场听讲，结束后嘱新生认真填写调查问卷，对反映出的问题虚心接受、认真整改，切实提升教育教学水平[11]。

5 小结

开展中药文化入学教育讲座，会使新生在医学生涯的伊始即感受到中华医药文明的深邃智慧，而丰富多彩的视听资源与现代教育技术的有效融合，加上教师激情洋溢又发人深思的讲解，定会让学生在一次次的惊喜与感动中收获知识、启迪思维、凝聚力量。此类讲座，应成为提升学生文化底蕴与道德素养、增强校园文化"软实力"、深化中医药高校教育教学改革的重要举措，对"以学生为中心"的教育教学新模式、新体系的构建具有积极的促进作用。

参考文献

[1] 翟艳会，朱向东. 中医药文化的核心价值观探讨 [J]. 中医研究， 2017，30(3)：7-8.

[2]　莫莉，李迎秋，严暄暄.浅论"一带一路"战略背景下因地制宜促进中医药国际化 [J].世界科学技术：中医药现代化，2017，19(6)：1021-1022.

[3]　孙新平，周翠玲，童胜国，等.中医中药抗击埃博拉感染策略 [J].西北民族大学学报（自然科学版），2015，36(1)：68-69.

[4]　陈冰.《中医药法》颁行背景下的中医药教育若干问题浅析 [J].医学与法学，2017，9(5)：53-55.

[5]　梅刚，李文龙.巧设问题情境，引导学生自主学习 [J].卫生职业教育，2017，35(6)：39-40.

[6]　麦艳珍，吕立铭，林麟孙，等.卫生类职业院校推进中药文化科普的举措 [J].药学教育，2017，33(4)：12-15.

[7]　肖诏玮，李君君，黄秋云，等.福建岁时饮食民俗的中医内涵 [J].福建中医学院学报，2009，19(3)：61-62.

[8]　于莉英.中医教学中的德育教育 [J].临床和实验医学杂志，2008，7(11)：175-176.

[9]　叶革会，李文彦，顾云湘.中医药院校开展中国传统文化教育的调查分析 [J].北京中医药，2008，27(7)：574-575.

[10]　王雷，孙晓红，许超，等.论传统文化认同与中医的关系 [J].浙江中医药大学学报，2016，40(4)：278-279.

[11]　苏联军，李杳瑶，谢雪姣，等.中医院校中医学专业新生的授课方式改革探讨 [J].中国中医药现代远程教育，2015，13 (16)：90-92.

（本文发表于《中医药导报》2019 年 25 卷 7 期）

开设中药文化之旅选修课的实践与探索

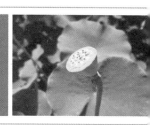

　　中药学是以安全、有效、合理用药为目的，研究中药基础理论和临床应用的一门课程，对学生的中医综合素质与实践能力要求较高，历来被视为重要的桥梁课，而药味众多、涉及面广、功用相近、记背困难等课程特点及相对传统的授课方式又难免使学习者感到枯燥乏味，产生畏难情绪。中医药根植于博大精深、绚烂多彩的中华文明[1]，具有文化内涵深厚、哲学义理深邃和文学情感深沉的特点。在课堂教学中，对中药文化的深刻认识和深入解读有助于学生全面细致地领会和掌握中药的药性特点和证治精髓，揭开中医学的神秘面纱，进一步提升中医药文化素养[2]和临证能力。基于此，我们开设中药文化之旅选修课，旨在使学生通过丰富多彩的教学内容领略中医药的别样之美，收到了较好的教学效果。

1　开设情况

　　教学对象主要为河北中医学院本科、专科一年级或二年级在校生，对专业不作限制。实际选课情况良好，开设2个班，共107人，分别来自基础医学院、中西医结合学院、针灸推拿学院、药学院、护理学院。本课程计 33 学时，2 学分，安排在第 7~17 教学周，周一（或周二）晚授课，每周 3 学时。尚无教材，以王焕华主编的《中药趣话》为主要参考书籍，结合相关文献资料备课。

2　内容安排

2.1　教学内容

以临床常见的 120 余味中药为提纲和切入点，着重讲述与药物密切相关的文化要素与妙用集萃，包括：①中药诗词歌赋评析；②中医名家用药赏析；③中药趣话典故拾零；④中药临床新用探微；⑤中药文化名城巡礼；⑥中药种植加工浅谈。通过讲授，引领学生以全新的视角深入了解中医药传统文化，融医、药、文、史于一体，突显趣味性、艺术性、实用性，弘扬和彰显中医药的博大精深和非凡魅力，进一步培养学生学习中药、热爱中药的浓厚兴趣与热情。在具体药物的编排和讲解中，要与临床中药学必修课程中的内容有所不同，秉持"立意新颖、寓教于乐"的原则。

2.2　授课方式

以多媒体课件为主，适当结合板书的形式开展教学，并尝试运用微课等先进手段，充分利用现代信息与网络技术的特点，精心挑选授课素材，精细制作相关课件，力求呈现"精美、精彩和精湛"的课程。需要指出的是，在教学中虽引入大量视频、音频、图片等辅助材料，但授课教师仍须以自身丰富渊博的知识积累和恰到好处的授课技巧来鼓舞、感染和激励学生，不可对辅助材料过分依赖，占用过多时间而"喧宾夺主"。

2.3　考核与评估

本课程的考核采取开卷形式，要求学生撰写自选中药的研究综述或听课后的心得体会，字数限为 2500~3000 字。成绩在 80 分以上的人数控制在 75% 以上，确保每一名认真听课并参加考核的学生都能拿到学分。在最后一次授课时将"中药文化之旅课程教学效果调查问卷"发予学生填写（表 1）。邀请教研室主任及高年资教师课堂听课 1~2 次，并给予帮助指导。

表 1　中药文化之旅课程教学效果调查问卷

同学们好！为激发学习兴趣，提高教学效果，河北中医学院药学院临床中药教研室于本学期开设中药文化之旅选修课程。我们将向你咨询如下一些问题，请在相应问题后的选项上划√，表示你的宝贵意见或建议。

班级：　　　　性别：A 男　　　B 女

1. 你是否对中药文化之旅课程感兴趣？

A 感兴趣　　　　B 一般　　　　　　C 不感兴趣

2. 你是否认为中药文化之旅提高了你对中药内容的识记能力？

A 是　　　　　　B 不是　　　　　　C 说不清

3. 你是否认为课程中大量案例的引入，提高了授课的启发性？

A 是　　　　　　B 不是　　　　　　C 说不清

4. 你是否认为中药文化之旅的教学内容给了你很多启迪和思索？

A 是　　　　　　B 不是　　　　　　C 说不清

5. 你是否认为中药文化之旅提升了自身的中医药文化素养？

A 是　　　　　　B 不是　　　　　　C 说不清

续表

---

6. 你是否认为中药文化之旅使你对中药有了全新的认识？

A 是 　　　　　　B 不是 　　　　　　C 说不清

7. 你是否认为中药文化之旅提高了你的中药运用与临证能力？

A 是 　　　　　　B 不是 　　　　　　C 说不清

8. 你对中药文化之旅的课堂授课效果评价如何？

A 满意 　　　　　　B 一般 　　　　　　C 不满意

请写出你对中药文化之旅课程的意见和建议：

3　课程特色

中药文化之旅选修课，在课程设计、素材甄选、课件制作、讲稿撰写、讲授技巧等方面都做了详细认真、严谨细致的准备、论证与实施。现将课程特色总结如下。

3.1　诗情画意说中药

为使课堂讲解渗透艺术气息和人文情怀，在授课中适时引入与中药相关的诗词歌赋，让学生在浩如烟海的文学作品中体会中药的存在之美和意境之美。诗词等文学作品的引入如下。①在药物讲解前率先呈现，迅速激发学习兴趣。如在讲解山楂时，可引入"南楂不与北楂同，妙制金糕属汇丰。色比胭脂甜如蜜，解醒消食有兼功"一诗（《都门杂咏》），使学生对山楂的品种及功效建立初步认识，便于开启教学。②在体现药物最重要的功用与证治特点时及时引入，如在讲解三七时，可介绍《本草诗笺》中"善走阳明与厥阴，独于血分见知音；损伤杖扑能除痛，止散肌肤更卫心"四句，使学生对三七化瘀止血、活血定痛的特点一目了然，印象深刻。③作为中医药文化积累和鉴赏时随意引入，如在课程概述部分，可引入古典名著《西游记》中的药名诗："自从益智登山盟，王不留行送出城。路上相逢三棱子，途中催趱马兜铃。寻坡转涧求荆芥，迈岭登山拜茯苓。防己一身如竹沥，茴香何日拜朝廷。"该诗将故事情节与中药功用巧妙结合，使学生兴趣盎然、赏心悦目。至于"画"，则是指播放一些影视作品（如《大医精诚》《甄嬛传》《神医喜来乐》《芈月传》等）中的画面，或在幻灯片呈现药材源植物和饮片图片[3]，加深学生感性认识，使课堂气氛活泼生动。

3.2 古往今来话中药

我们始终将提高学生综合运用与临证能力作为中药相关课程教学的出发点和落脚点。初学者对中药难免存有玄妙莫测、应接不暇之感。作为教师，在讲授中应借助生动丰富的案例[4]，将中药的"前世今生"形象而鲜活地呈现在学生面前，使其体会到：中药其实并不遥远，而是就在我们的身边。案例的选择应坚持浅显易懂、有效实用的原则，尽量满足不同专业、不同层次学生的认知需求。案例的种类以典故趣话和名家经验为主，帮助学生寻根溯源，在历史的长河中领略中医药的博大精深和源远流长，提高学习兴趣，激发学习热情。如华佗与白芍、欧阳修与车前子、光绪帝与鳖甲的故事[5]等，这些典故短小精悍，说服力极强，往往给学生留下深刻的印象。中医药名家证治经验的引入[6]，可以使学生从应用的角度高屋建瓴，在领略大家风采与神韵的同时，切实提升临证水平和学术素养。

3.3 七嘴八舌聊中药

我国拥有品种繁多、资源丰富的天然药材，随着中药种植栽培技术的不断发展与传承，逐渐形成了历史悠久、质量优良、栽培加工合理、产量宏丰、疗效显著且具有鲜明地域特色的"道地药材"[7]，如东北的人参、细辛，四川的黄连、附子，河南的地黄、牛膝等。中药文化之旅教学中创设"家乡美"模块，由学生上台主讲自己家乡的特色道地药材，同时展示源植物与饮片的实物及图像，通过"眼观、鼻闻、口尝、手摸"的方式零距离地接触和感悟中药，体会其功用主治的特点。师生角色的互换，真正将课堂的主动权交予学生，加深了其对药材的认知与识记，锻炼了自主学习能力和语言表达水平，增强了对祖国、对家乡的自豪感。

3.4 耳目一新解中药

在临床中药学教学中，对药物功效与应用的解释历来是讲授的重点与难点。由于中药学内容广泛、药味众多，采用传统的"性味—功效—主治"讲解模式，往往会给学生的记忆和理解带来不小的压力和难度。为了使中药功用的解释更加生动、更加形象，可酌情引入"药象"[8]概念，将药物的生长特点、生活习性、外形特征等与功能主治巧妙联接，给学生以豁然开朗、耳目一新之感。如根据鹿"生长于高巅，善动善跑，反应灵敏，头上长角"

的特点引出其为至阳之物，善助阳气，补精血；根据天麻与蜜环菌独特的共生关系巧妙阐述其祛风之性[9]；根据瓜蒌的形态特征来引导其善治肺病的特点[10]。值得注意的是，"药象"概念的引入，只是为了方便学生对药物相关知识的记背，不能以此为"原理"来解释药物的功用，否则会将学生引入某种歧途，从而背离了经典的中药药性理论[11]的正确方向。

4 课程意义

4.1 激发了学生的学习热情

通过中药文化之旅课程的学习，学生普遍感觉到，每一味中药的身后，都"隐藏着生动的故事，蕴含着深刻的哲理，渗透着绵绵的情愫"，这种感觉使以往严肃、枯燥的课堂气氛变得妙趣横生，而寓教于乐的授课理念也使学生乐在其中，对中药充满期待。

4.2 有效地提高了课堂效率

在中药文化之旅中，教师通过大量生动鲜活的事例将药物使用的历史沿革全面而立体地呈现出来，使学习者在教师的讲述中获得相较必修课中药学更丰富、更深刻的知识储备，有利于摸索中药功效记背的新模式；而启发式教学的运用，设置"病例讨论""风采展示"等环节，则体现了素质教育的应有之义，将课堂的主动权交予学生，促进其中医药综合运用能力的提升。

4.3 提升了教师的艺术品位与文化素养

中药文化之旅的学习者来自不同的年级和专业，因此在备课时，笔者着力打造出适应不同专业特点和受众口味的内容，体现艺术性、实用性、时代性和差别性；在授课中，避免了"白话式"的讲授和"套话式"的说教，着重以中医药文化内涵为载体，以大量文史典故为支撑，以生动形象、恰到好处的多媒体资源为手段，营造出"言有尽而意无穷"的效果，打造出具有鲜明"文艺范儿"的中药课。本课程已于2017年被河北中医学院列为医学人文类的重点专业选修课程。

值得注意的是，中药文化之旅开设时间并不算长，教学经验相对有限，在课程定位、内容编排、授课技巧、考核监管等方面还有待进一步的研究与提高。该课程专业性强、延展性广、信息量大，对授课教师的综合素质要求较高，尚须对授课的全过程加强监督与评估，应注重教研室主任等专家的意见及学生的反馈，以更好地保证和提升教学质量。

中药学的授课效果将对学生的中医基础及临床能力产生直接而深远的影响，如何在课堂上将动辄数百之众的药物生动精彩地呈现给学习者也是广大中医药教学工作者面前的一大课题。中药文化之旅选修课程，秉持"厚基础、宽口径、高素质、早临床"的培养目标，将传统文化与中医中药有机结合，进一步完善了中医药知识体系，使学生在内容丰富、活泼生动的课堂中充分领略中医药之美，从而提高了综合素质和临证水平，或许为中药学的特色教学提供有益的探索和思路。

参考文献

[1] 孟菲.试论中药文化的内涵与特征[J].中医药管理杂志,2015,23(12)：3–4.

[2] 韩彬,赵越,李钟.在中药学教学中弘扬祖国医学优秀文化[J].药学教育,2010,26(2)：34–36.

[3] 袁晓红,尹跃兵,陈波,等.中药饮片3D动画标本资源库在《中药学》教学中应用的研究[J].继续医学教育,2015,29(7)：24–25.

[4] 刘宇,张一昕,韩雪,等.临床中药学案例分析教学法的应用[J].中国中医药现代远程教育,2015,13(8)：113–114.

[5] 张虹.趣话中药[M].北京：人民军医出版社,2012：52–54.

[6] 周玉平,肖振辉,张碧伦.在中医内科学教学中融入名老中医经验介绍的思考和探索[J].中医教育,2008,27(4)：60–61.

[7] 郭庆梅,王瑛.结合道地药材优化调整中药资源学教学内容[J].卫生职业教育,2007,25(11)：58.

[8] 梁永林,刘稼,吴玉泓,等.中药"药象"的理论基础[J].甘肃中医,2009,22(1)：3–4.

[9] 江海涛.药性琐谈——本草习性精研笔记[M].北京：人民军医出版社,2012：30.

[10] 曾培杰,陈创涛.药性赋白话讲记[M].北京：人民军医出版社,2014：26.

[11] 刘仁慧,许利平,王秀娟,等.中药药性理论新课程的构建[J].药学教育,2008,24(4)：10–12.

（本文发表于《广西中医药大学学报》2017年20卷4期）

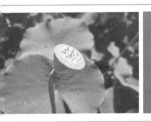

临床中药学案例分析教学法的应用

　　临床中药学是高等中医药院校的专业基础课之一，也是连接中医理论与临证实践的桥梁课。该课程的内容特点是药味众多、知识庞杂、内容枯燥，药物在功效应用上的交叉与类似又无形中增大了理解和掌握的难度，成为中医院校学生公认的"难学难记"的课程。笔者根据中药学的课程特点，尝试将案例分析法适当引入课堂教学，以激发学习兴趣，提高综合能力，收到了较为满意的效果，现总结如下。

1　教学对象的选择

　　案例分析涉及对中药药性理论与临床实践的综合掌握和运用，对学习者的能力和素质要求较高。笔者在教学对象的选取上，以中医专业二年级学生为主，因其已完成中医基础理论、中医诊断学等前期课程的学习，具备了一定的中医基础理论知识和辨证思维能力，且表现出强烈的求知和实践欲望，有利于案例教学的实施与开展。

2 教学内容的确定

2.1 药物的选择

纳入案例分析教学的药物可以是各章节中重点和具有代表性的药物，如解表药中的麻黄、泻下药中的大黄等；可以是日常生活中经常食用或比较熟悉的药物，如消食药中的山楂、解表药中的生姜等；也可以是功效主治较多、临床应用广泛的药物，便于引导学生发散思维，如补气药中的人参、活血化瘀药中的丹参等。

2.2 案例的选择

合适的案例（病历）对教学效果起决定作用。一个高质量的案例应具备以下 4 个要素：①切实对药物的教学有帮助，过于晦涩难懂的内容往往曲高和寡，使学习者反而失去兴趣；②答案或结论的不唯一，可以启发学生，开展发散思维训练；③案例的综合性、交叉性比较强，便于学习者从多个角度和层次思考问题；④要选择简练、简洁的案例，短小精悍即可，不可过多过滥。案例选择与教学具体从以下四方面实施。

2.2.1 选用单味药治疗疾病的案例

此类案例可以使学生对药物的功效与应用有更加直观和生动的认识，避免了多味药同时应用带来的干扰和授课时照本宣科的枯燥乏味。例如，在讲解虎杖利湿退黄的功效时，可引入虎杖单味使用治疗黄疸的一则验案[1]，由此可以提出问题供学生思考讨论：本例患者如何诊断？辨证要点是什么？结合虎杖的药性特点，解释其为何能治疗此种疾病？通过学生讨论发言，就可以使其深刻理解虎杖药性微苦、微寒，主归肝胆经，善治湿热黄疸的特点。

2.2.2 选用名家验案

此类案例可以使学生在领略大师高超技艺的同时，加深对中药功用的认识。例如，在《石室秘录》中以白芍、当归治疗血痢，取其"滋肝而平木，则肝木得养，不来下克脾土，则土亦得养，而血痢自痊矣"。又如，国医大师朱良春对原发性高血压，无论阴虚阳亢、肝风内动还是肝肾两亏等各种证型恒以桑寄生 30g 为主药治疗[2]，效如桴鼓，以此加深学生对桑寄生降压作用的认识和理解。

2.2.3 开展病案式习题练习

此种方式有助于学生对功效相似药物的认识和掌握，巩固了学习效果。例如，患者头痛，以两侧为重，连及双耳，伴有往来寒热，脉弦细，应选用的药物是：A. 柴胡，B. 羌活，C. 藁本，D. 葛根。此类习题可以体现治疗相同疾病（头痛）药物功效的横向比较，既加深了学生对所学药物的理解和掌握，又培养了辨证思维，熟悉了鉴别用药。

2.2.4 选择其他材料

案例的选用不应拘泥和局限于单一的病案或病历，而应根据教学内容的不同灵活选取，如影视作品、传说典故、文学诗词等，这些内容不仅可以寓教于乐，还可增强学生的"中医敏感性"，有助于营造中医药文化氛围。此外，也可以选取反面教材，例如，中医药误诊误治案例、有毒中药致害的实例等，使学生树立"健康所系，性命相托"的人文情怀和严谨认真的诊疗态度，对学生安全合理用药起到警示作用。

3 案例教学的引入及实施

3.1 引入技巧

对于单味药的案例，可以在课堂教学的过程中随机引入，如讲授三七时，可以插入云南白药的相关内容，加深学生对其止血功效的认识。对于案例中设计多种药物的案例，可以在相关药物讲解结束后，单独利用1~2节课时间引入案例，即以案例分析课的形式呈现。如在讲完清热药、理气药后，可以引入中药治疗痢疾的典型案例；在讲完泻下药、补虚药后，可以引入中药治疗便秘的典型验案等。

3.2 实施流程

按照"呈现—讨论—表达—评述"的顺序进行案例分析。首先将典型案例以PPT的形式展示出来，然后将学生分成若干小组进行讨论，再各选派一名代表发言阐述，最后由教师进行总结、分析与评价。案例教学的讲评应与传统课程较为枯燥的讲解有所区别，务必将药物回归于所展示的病例中，在病证和用药的讲解中注重学生整体辩证思维体系的构建。对于能力层级较高的学生，可以适当渗透病案中体现的药物配伍原则和要点，以加深中医对遣药组方原则的认识。

4 讨论

4.1 案例教学的优势

案例分析法又称为案例教学法[3]，是以案例作为教学材料，结合教学主题，透过讨论问答等师生互动过程，使学生了解与教学主题相关的知识或理论，着力培养学生高层次能力的方法。目前已在中医基础理论[4]、中医诊断学[5]、中医内科学[6]等课程的教学中逐步开展。与传统的教学模式相比较，案例教学法显示出了自身的特点和优势。①通过对学生发言的积极评价，增强了学习的自信心。②对学生在中药性能、功用认识上的偏颇之处及时纠正，例如，单味药治病固然有效果甚好者，但切不可一概而论，引导学生明白临床上多是利用药物之间的配伍而发挥协同作用来治疗疾病的，激起其对后续课程的兴趣。③培养学生发现问题、探索问题的能力和创新精神，收到"言有尽而意无穷"的效果。④最大限度地激发了学生的学习动机，有效地巩固了所学的知识技能，增强了记忆效果，提高了综合素质，真正将课堂的主动权交予学生，使其在交流合作中体验"实战模拟"的真实感和成就感，较好地实现了快乐学习的目标。⑤案例教学的引入有助于帮助学生将中医基础、中医诊断、中医经典和中药等理论学科的知识和技能融会贯通。

4.2 存在的问题

　　案例分析占用一定的教学时数和比例，势必会对常规教学进度产生挤压，教师往往会感到时间紧张，因此应适当把握案例分析的时机和次数。案例选取的针对性和准确性还有待加强，应加快案例库的建设与完善；案例分析教学的质量控制标准较为模糊，教学质量的评估仍处于摸索阶段。

4.3 改进的对策及措施

　　在实施案例分析实践之前，必须做好充分准备，在课下查阅大量资料，搜集大量信息，尝试建立案例分析资料库。实施案例分析的时机和次数需要把握。一般来说，每学期建议 1~2 次，要少而精，不宜过多过滥。案例分析课应尽量安排在章节结束时、后半学期或期末几个时间节点进行，此时学生已积累一定数量的中药知识，且对药性、功效、主治等内容也较为熟悉，有些"跃跃欲试"的冲动，对"模拟实战"的案例教学接受能力较强。要注重案例教学效果的质量评价。中医药院校的中药学案例教学实践正处于摸索和起步阶段，需要建立完善的质量评价体系以规范和指导师生的教学行为；教师要积极撰写案例教学日记，时常进行教学反思，可以将课堂情况拍摄下来，供课后回放时认真总结提高；要多听取学科学术带头人、教研室主任等业内专家的指导和点播，找出自身在课程设计、病案引入、引导启发、讲解评述等环节的缺点和不足，以便有针对性地加以改进；注重学生的课后反馈，虚心听取他们的意见和建议，准确地把握学生接受能力和水平，洞察盲区和误区，更好地完善教学过程。

参考文献

[1] 杨鹏举.中医单药奇效真传[M].北京：学苑出版社，1993：17.

[2] 朱步先，何绍奇.朱良春用药经验集[M].湖南科学技术出版社，2006：28.

[3] 许世芬.案例教学法在中医教学中的应用概况与分析[J].中医药导报，2010，10(3)：107.

[4] 宋述才.案例教学在中医基础理论教学中的运用[J].辽宁中医学院学报，2004，6(4)：344.

[5] 唐利龙，梁言，陈宏.案例教学法在中医诊断学课程教学实践中的应用[J].时珍国医国药，2013，24(9)：2250-2251.

[6] 张永丽，耿亚，张丹丹.案例教学法在中医内科学中的应用与分析[J].中医临床研究，2014，6(22)：124-125.

（本文发表于《中国中医药现代远程教育》2015年13卷8期）

论临床中药学教学中案例的选择与引入技巧

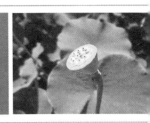

　　临床中药学是以临床安全、有效、合理用药为目的，是研究中药基本理论和临床应用的一门重要的专业基础教程[1]。对中药知识与技能的掌握是成就优秀中医临床人才的必由之路。在中药的教学中，恰当合理地选择和恰到好处地引入案例并加以分析与讲解，对于培养中医临床思维、提高教学质量[2]、激发学生求知欲望和学习兴趣、促进学生综合发展具有十分重要的意义。笔者将临床中药学教学过程中关于案例选择与引入的具体做法简介如下。

1　案例的选择

　　在教学实践中，"案例"不应被简单、狭义地理解为病历，而且学生在学习中药时，尚未接触方剂学、中医内科学等综合性知识较强的课程，此时若一味大量地引入临床病历，可能会使学生因储备不足、能力有限而产生畏难情绪。案例的种类和选择应有针对性和广泛性，即凡是密切结合授课内容、能够提高课堂效率和学生学习效果的素材均可以拿来作为案例。

1.1 单味中药治验的案例

单味中药效专力宏，广为百姓所接受，充分体现了中医学在疾病防治中"简、便、廉、验"的特点。适时引入此类型的案例，可以使学生排除多种药物互相作用可能造成的理解上的混淆、辨别和干扰，使其对某味药功效、主治的认识更加直接、直观和深刻，从而形成"以案识药"的记忆与理解模式，避免和改进教师照本宣科、学生死记硬背的固有套路。如讲授款冬花时，可选用《本草纲目医案医话选注》中"有人病咳嗽多日，某教燃款冬花 90 克，于无风处以笔管吹其烟，满口则咽之，数日果效"一例，此案篇幅很短，但言简意赅，充分体现出款冬花功善止咳的作用特点。

1.2 名中医治验中的案例

在教学中，可以酌情引入古今中医名家治疗某种疾病的典型验案加以分析总结，在培养学生"勤求古训、博采众长"学术精神的同时，夯实和加深对药物性能功效的理解和把握。例如，在讲授补阴药时，可引入施今墨先生"在治疗糖尿病虚热证时，习用白芍、五味子、生地、麦冬、玄参、乌梅等药，甘酸化阴生津补液，且能除热"的案例 [3]，加深对诸药养阴生津功效的掌握；再如，讲授厚朴治梅核气这一特点时，可以引入蒲辅周先生治验医案一则 [4]，加深对其行气散结功效的领会与运用。

1.3 其他"非病历式"案例

临床中药学的教学重点在于功效主治，若讲解时适时加入一些融科学性、知识性、趣味性于一体的多样化素材，既可弥补枯燥乏味之感，又可互相印证，对于活跃气氛、加深理解和记忆是大有裨益的。例如，治愈大文豪欧阳修甚为苦恼的"暴下病"的，不过是路边常见的车前子，加深学生对该药止泻功用的认识（见于《苏沈良方》）；再如通过写就"问君能有几多愁，恰似一江春水向东流"千古名句的南唐后主李煜之死，引出中药马钱子的毒烈之性等（见于《默记》），这些案例可以收到寓教于乐的效果。正所谓"一堂旁征博引、左右逢源的中药课将会给教者和学者以美的享受和视听盛宴"。

2 案例的引入

精心选择可以作为辅助教学手段的案例后，如何在课堂教学中找准引入时机显得尤为重要，及时、恰到好处地案例引入，将会为中药学的教学增色添彩，使学生在听课中时时充满期待，盼望"案例时刻"的到来，增强学生的学习动机及学习兴趣。根据临床中药学的课程特点和教学要求，在课堂实践中可采用前引入、后引入和即时引入3种技巧。

2.1 前引入

前引入是在讲授某些具体药物之前引入案例的方法。在课堂教学中主要涉及两种情况。①在中药学总论（或绪论）的讲授中，即各论药物的讲授前引入案例。此时学生刚刚接触中药学课程，求知欲望带来的兴奋感与内容庞杂、信息量大带来的焦虑感同时存在。如何最大限度地激发学习兴趣，树立学习信心在总论内容的讲授中显得尤为重要。此时，可以利用中药学历史悠久、疗效显著的特点，多案例同时引入一些突显中药独特优势的例子。教材中涉及"第一""最早"等词汇的相关内容，要着重进行拓展推介，以增强学生对传统文化和传统医学的自信心和自豪感。例如，讲授《新修本草》时强调其不仅为我国历史上第一部官修本草，而且是世界上公开颁布的最早药典性本草著作，比西方《纽伦堡药典》早800余年，也奠定了我国大型骨干本草的编写格局；讲授《本草纲目》时强调其为"百科全书式"的鸿篇巨著，创造了当时世界最先进的分类法，集我国16世纪以前药学成就之大成。再如，讲授清热药之前，可以引入本类药物在治疗"流脑""非典"等疾病的成功案例，使学生领略到中医中药在疾病防治方面的独特魅力，使学生感到"中药距离我们并不遥远，就在我们身边"，从而打破神秘感，拉近学生与中药在情感上的距离。②在讲解学生们日常生活中经常接触并使用的药物之前引入案例。例如在讲解藿香之前，可从众所周知的中成药藿香正气水入手，引导学生通过藿香正气水在生活中的应用来初步推测和思考主药藿香的功效与主治，从而有利于掌握药物的功效和主治知识。

2.2 后引入

后引入是在常规讲解完某一类药或某些药物后集中引入案例的方法。在课堂教学中亦涉及两种情况。①在某一章节药物讲授结束后引入"习题式"案例，有助于复习巩固和加深印象。如在解表药教学结束后，可引入案例式选择题："患者外感风寒，恶寒发热，头身疼痛，无汗，喘咳，治疗宜选用：A.麻黄，B.桂枝，C.细辛，D.杏仁，E.白前"。通过对各选项的深入讲解和辨析夯实教学内容。②在对功效相近的药物间进行横向比较时引入案例，以提高学生综合运用与辨析能力。如呈现石膏、栀子、黄芩均可治疗高热的验案[5]，而后分析上述药物在功效主治上的"同中之异"。

2.3 即时引入

即时引入是在某味药物的具体讲解过程中，针对某一方面的功用特性即时引入案例的方法。此法的优势在于引人入胜，使学习者在第一时间迅速识记药物的功效与应用特点。例如在讲授祛风湿药徐长卿善治毒蛇咬伤这一功效特长时，可即时引入民间草医徐长卿治好唐太宗李世民蛇咬伤的典故，以加深对徐长卿治疗特点的掌握；再如，引入"三钱莱菔子，换个红顶子"的佳话故事[6]来佐证消食药莱菔子顺气开郁、消积化食的功效。即时引入可以使教学过程轻松愉快、妙趣横生，达到"言有尽而意无穷"的效果。也可适当、即时地引入反面案例，如麻黄虽为发汗解表的良药，但不法分子为牟取暴利将其制成毒品，触犯法律，危害人民健康等事例，有助于学生树立正确的人生观和价值观，也有助于在中药学教学中推进德育教育的开展。

近年来，案例教学在高等院校中医药课程的教学实践中方兴未艾，以其集启发性、独特性、综合性、实践性于一身的特点而引领中医药院校课程改革的方向和趋势。案例的选择与引入技巧不仅是授课效果优劣的直接决定因素，更应视为教师的基本素质和基础技能。临床中药学案例教学开展较晚，尚处于起步和摸索阶段，仍需建立完善的实施及评估体系，切实加强案例库的建设与审查，注重师生反馈，逐步完善教学质量，打造素质教育和德育教育的新高地。

参考文献

[1] 王建，张冰.临床中药学 [M].北京：人民卫生出版社，2012：3.

[2] 唐彦，张云洲，尹蔚萍，等.对中医儿科案例教学中的病案选择和设计的几点体会 [J].云南中医学院学报，2012，35(2)：60–61.

[3] 祝谌予，翟济生，施如瑜.施今墨临床经验集 [M].北京：人民卫生出版社，2005：167.

[4] 高辉远.蒲辅周医案 [M].北京：人民卫生出版社，2005：27.

[5] 杨鹏举.中医单药奇效真传 [M].北京：学苑出版社，1993：113–115.

[6] 张虹.趣话中药 [M].北京：人民军医出版社，2012：48.

（本文发表于《教育教学论坛》2016 年 5 期）

案例教学在中医药课程中的应用与分析

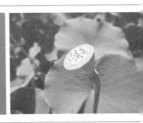

案例教学法由美国哈佛大学法学院兰德尔(Christophet Columbue Langdell)教授于1870年提出[1]，是在学习者掌握了有关的基本知识和分析技术的基础上，在教师的策划和引导下，依据教学目的和教学内容，运用典型案例，使学习者置身特定的事件现场，通过集体合作与独立思考，着力提高分析、判别、解决某一问题的能力，同时培养正确的工作作风、沟通能力与协调精神的教学方式。

案例教学在西方欧美国家的高等院校得到了长足的发展并日臻成熟，在20世纪70年代末期引入我国[2]。随着改革开放和现代化建设的不断深入，案例教学的优势日益为我国教育界认同。目前，在我国开展案例教学的领域也由最初的法学、管理学逐步拓展到英语、计算机、经济学等专业，呈现出蓬勃发展的态势。

中医学是中国传统文化的精髓和瑰宝，不仅蕴藏丰富的人文内涵和深刻的哲学道理，更在促进我国和世界人民的健康和保健事业中发挥了越来越重要的作用。作为一门理论与实践密切结合的学科，根植于我国古代哲学的课程特点决定了其中的某些理论和内容较为抽象、晦涩，学生单凭教师的常规讲授可能较难准确理解和把握。而案例教学的引入和广泛应用，可使抽象的内容具体化、直观化、客观化，有效激发学习兴趣，提高学生发现问题和解决问题的能力，更营造出"模拟临证"的氛围，极大地锻炼和培养了中医临床思辨能力和综合运用水平[3]，收到良好的教学效果。现将中医药各学科开展案例教学的情况做简要的概括和分析。

在中医基础理论课程的教学实践中，刘会丽[4]依据教学大纲要求，将教学内容分为由目录导航的几个独立板块，精心收集和仔细挑选的案例资料作为每个板块的核心部分。注重在"阴阳""六淫"及脏腑功能等较为重要而抽象的理论讲授中适时引入案例，有效解决了中医学习中"入门难"的问题，使枯燥的理论知识变得丰富多彩；为提高案例教学质量，借助多媒体技术开展实物模拟操作，帮助学生建立初步的中医思维模式。罗再琼[5]等依据学科及学情特点，实施中医基础理论分段式案例教学，在课程早期引入古今论述、名人轶事和典型医案，课程中期引入案例并进行详细的讲解分析，课程后期引入经过师生充分互动的案例讨论，激发了学习动力和热情，初步培养了中医综合运用能力。

杨爱萍[6]等在中医诊断学课程中引入案例教学，随机抽取案例教学组（128人）和对照组（85人，采用传统教学）进行教学效果的比较。案例教学由教师精讲、案例引入、案例讨论、概括总结等环节构成，教师精讲以针对性和实用性为原则。案例在课前一天发给学生，并附思考题，案例讨论以小组为单位进行，注重信息采集、整理和师生互动，强调推理步骤和机制分析，将重点放在八纲、气血津液和脏腑辨证的理解、领会和运用，总结概括阶段由教师指出案例中的关键点及讨论中存在的长处和不足。教学效果的评估采用期中考试成绩、平时小论文成绩和教学质量调查问卷形式进行。结果显示：案例教学组在期末成绩、病案分析、小论文成绩等指标上均高于对照组（$P < 0.05$）。两组学生对教学方法的整体评价，在专业思想巩固、综合能力提高、课堂接受的难易程度和趣味性方面，案例教学组均优于对照组（$P < 0.05$）。杜彩凤[7]等在中医诊断学教学中引入误诊案例分析，案例的选择坚持"少而精"，以学生自主讨论在前、教师引导剖析在后为基本程序，强化学生对"三基"内容的扎实掌握，拓展了学生的视野，增强了其质疑性、批判性的精神，更加贴近临床实际，有助于学生综合严谨辩证思维模式和逆向思考能力的构建和培养。

秦莉花[8]等在中药学教学中应用案例导入法，紧紧围绕各章节涉及药物的功效和应用，导入从教材、论著和论文中精选出的典型古今案例，或依据案例在药物剂型、剂量、炮制、煎煮等方面延伸出用药安全性，或在课程尾声阶段以案例引出综合归纳。案例的呈现主要以 3 种方式为主，即教师在课堂适时引入、课前预先发给学生酝酿准备、鼓励学生自己制作"麻辣口味"的案例课件并在课上演示。运用案例导入法对药物功效与应用进行归纳演绎的教学实践，在满意度及总体评价等指标上均达到 91.6% 以上。王君明[9]等将案例教学与 PBL 教学紧密结合用于中药学教学，注重通过问卷调研、分析总结等手段，并结合自身教学实践，提出了 PBL 在中药学案例教学中的应用方法。课堂教学流程为：中药学案例选取—讨论(分组)—小组代表陈述结果(含理由)—教师总结—调查与回访。案例选择紧扣大纲，依托临床，证型丰富。在药物选取的讨论中，教师通过"抓主证选主药，针对兼证选他药，综合统筹定取舍"的原则，适度引导学生加深对药物个性特征的认知，强化辩证思维，锻炼自主学习能力和团队协作意识，收到了较为满意的课堂效果。

李玉民[10]在方剂学教学中提出采用病案式逆向教学法，主张以病案分析引出方剂教学，改革传统教学模式，使其按照"播放主治病证—辨证诊断—治法引出—组方用药—方义分析"的全新顺序在课堂教学中呈现。病案式逆向教学法与中医临床医疗实践的程序相符，可使学生进入临床诊疗的模拟情境，既掌握了方剂理论知识，又培养了学生临证组方的综合运用能力，受到绝大部分(91%以上)学生的赞成和欢迎。此种教学模式因具有"逆向"的特点，对学习者前期课程(中医基础理论、中医诊断学、方剂学等)的掌握程度要求较高，需要教师及时做出必要的提示和复习，确保对案例做出正确的判断，以便将后续的方药分析引入正确的教学路径。孙丽英[11]等认为，方剂学案例教学具有整体性、真实性、目的性、启发性、主体性、实践性、多元化的特点，在案例教学中应注意：①合理安排讨论环节，注意控制师生情绪和课堂节奏，达到热烈而不混乱的效果；②师生双方应领会和掌握案例中的全部事实，着重提出和强调关键性的问题；③引导学生厘清思路，做出有理有据的综合判断；④鼓励学生积极参与其中，发挥主观能动性，对案例的重点、难点和切入技巧进行详细指导，锻炼学生分析问题和解决问题的能力。

禄颖[12]等认为在《黄帝内经》课程教学中应用案例分析，可以将学习者引入"特定现场"，在深入角色和情境再现中，切实提高中医理论水平。在《黄帝内经》教学案例的选择上，应优先遴选与经文理论较为一致，且具有鲜明指向性的病案，重点放在临床思路的启发和用药的指导上，要突出典型性和代表性两个特征，且应与时俱进，随着社会的发展变化而不断更新。在病案分析环节，要指导学生领会理法方药的一脉相承，着力强调《黄帝内经》理论如何指导初学者理顺由辨证到诊断再到处方的临证思路，帮助建立良好的中医思维习惯。

靳红微[13]等将以问题为中心的案例教学法引入温病学教学中，在讲授总论部分的重难点内容时，引入病案作为辅佐，并适时通过内科杂病医案和温病医案的诊治过程比较，使学生理解和掌握温病不同于内伤杂病的几大特点；在讲授各论部分时，在每一种(类)温病结束时按由浅入深、从易至难、从简单到复杂的原则引入3~6例病案，着重培养学生的辨证论治技能和辨病识证技巧，从而提高诊疗的准确率和有效率，并提出在教学实践中导入案例应以目的明确、突出实践和锻炼综合能力为原则和导向。郑秀丽[14]等提出构建"教—学"两用《温病学》案例库，在案例的收集、筛选、入库、分类、开放等方面严把"质量关"，通过数字化病案资源的建设与共享，使师生双方各取所需，更好地服务于课堂教学，为中医药相关课程案例库的构建做出了有益的尝试和探索。

付修文[15]在金匮要略课程的实践教学中引入病案，在讲解黑疸篇章内容时，根据自身临床经验，将诊治的诊断明确、用药简练、记录详细的乙肝肝硬化、酒精性肝硬化出现黑疸的患者相关信息整理归纳为病例摘要发给学生，通过提问的方式让学生指出病案中与原文相符的证候，而后重点进行病机分析和辨证分型，并注意开展临床见习，加深对疾病的认识。在金匮要略的课程讲述中引入案例教学，有助于学生掌握杂病的论治规律，拓展临床思路，提高其对常见病、多发病、疑难杂病的综合分析和处理能力。

赵文霞[16]主张在中医内科学案例教学中，采取"两步走"策略，首先是依据"证治分类"中某一证候的典型表现设计临证场景，使学生领会最基本的辨证要点和思路，而后是适当安排一些多证型相兼或可从多角度辨证的真实案例，并掌握难易程度，培养学生中医诊疗思维技巧。遵循"典型案例，深入浅出；经典案例，启迪思维；纠误案例，开拓思路"的原则，充分准备、认真实施、适时总结，有效减轻课业负担，提高学习兴趣，缩短基础—临床过渡期，使学生尽早胜任临床工作。

朱玲[17]等认为优秀优质的案例是开展案例教学的基石。鉴于此，在所担任的中医妇科学教学中，基于 Excel 表格对中医妇科临床案例按照总论、月经病、带下病等 15 个模块进行分别整理加工，在案例设置上体现出由易到难、由入门到提高、由典型到不典型的不同能力层级；并指出构建教学专用案例库虽对临床教学帮助甚大，但依然有大量的工作亟待继续完善，且需相应的人员、时间和资金支持。

案例教学已在我国高等中医药院校多门基础和临床课程中广泛开展。相对于传统讲授模式，案例教学在课堂实践中日益突显出其独特的优势和作用。①案例教学可营造极强的现场感和临证氛围，使学生切实感受"实战模拟"的紧张感和跃跃欲试的兴奋感，迫不及待地尝试运用已掌握的知识和技能解决案例中呈现出的实际问题，有助于锻炼思维、开阔眼界。纳入分析的案例往往都是精挑细选的典型代表，体现出较为完整的中医思辨过程和辩证思想的精髓，对于典型案例的深入解读可以最大限度地帮助学生提升中医"敏感度"，早日建立以理法方药为指导的辩证思维模式。②案例教学可极大提升师生综合素质。案例教学是较高层次的教学模式，具有信息量大、实践性强、参与者众的特点，对师生双方综合素质的提升大有裨益。对教师而言：可促使其博览群书，不断地充实和完善教学，在课前做好充分的预案和规划，如案例引入、总结分析等，保证课程顺利实施；可提高课堂现场的驾驭能力，包括对学生发言情况及情绪变化的掌握，对突发事件的处置，对课堂主题的把控等；可提升教师"慧眼识英才"的能力。案例教学将学生变成课堂的主角，为其想象力、创造力及实践能力的发挥提供了充足的空间，学生洋洋洒洒的发言有助于教师成为"伯乐"，去发现才华横溢的"千里马"，达到培养人才的教育教学目标。对于学生而言：可提高逻辑思维能力及临床思辨水平，使其领会到中医对于疾病的诊治是环环相扣的统一整体；案例教学可锻炼学生在纷繁庞杂的信息中理顺疾病线索，有针对性地开展施治的能力；可提高语言表达能力，培养团队合作精神。

学生在表达中可充分展现自我、超越自我，在"面红耳赤"的争论中体会到学术中的"火药味"，在"同舟共济"的协作中体会到学习中的"人情味"，既学会思辨与争论，又懂得倾听与共享。

　　同时还应看到，案例教学在开展和实施过程中仍面临一些亟待突破的瓶颈。①有限的课时与"无限"的精彩。案例教学虽具有明显的优势，但花费的时间和精力往往较多，且受参与者水平影响较大。因此，在日常教学中还是以"三基"内容为主，案例教学应适度开展，切不可喧宾夺主，影响常规教学。如何在较短的时间里有效地实施案例教学就变得至关重要。这就要求师生双方注重日常积累，具备较为丰富的知识和理论储备，才能在课堂实践中游刃有余。教师在开课前应认真准备，充分酝酿，谨慎取舍，尽量将最有代表性、最能激发学习动机与效能的案例引入教学，力争收到"授课一次，铭记一生"的效果。②案例教学开展的难度"因课而异"。在中医基础理论、中医诊断学、中药学、方剂学、中医各临床课中，案例教学开展的难度对教师而言，会经历由难至易的过程；对学生而言，则会经历由易至难的过程。在前期课程（如中医基础理论）中，因为涉及内容较少，学生理解起来相对容易，但对教师而言，为了阐释一个很小的概念，往往要费力挑选合适案例，而且难度还不能太大，以免造成学生知识能力不足而出现理解困难。在后期课程（如中医临床课）中，教师可以较为从容地挑选一些典型案例引入课堂，但经历了长期填鸭式传统教学模式的学生，尽管学习了不少课程，但始终无法建立常规思辨体系，往往陷入"饱读诗书仍无从下手"的窘境。因此，在初期课程的讲授中，案例教学应有助于学生打好基础，培养兴趣；在后期的课程中，案例教学应有助于学生综合思维能力的培养。③案例库构建及案例教学考评体系亟待完善。在目前的高等中医院校案例教学中，案例的来源标准不一，质量参差不齐，缺乏完善案例库的构建，而案例教学效果的考评也难以做到客观、公正，有的甚至流于形式。为此，应着力加强科别清晰、目标明确、疗效确切的临证案例的收集和整理，探索建立规范严谨的案例资源库。在考核方面，可尝试建立专家—教师—学生三位一体的综合考评模式，博采众长，广泛听取多方面的意见建议，加强课程监管，切实保障教学质量。

案例教学渗透了当代先进的教育教学理念，引领了高等中医药院校课程改革的发展方向，已日益成为提高综合素质、提升教学质量的有效途径。在高等中医教育中，应在注重夯实基础理论、加强临床实践的同时，适时适度开展案例教学，以此来有效弥补当前教育模式的不足[18]，为今后的中医药教育教学做出有益的指导和尝试。

参考文献

[1] 王青梅，赵革. 国内外案例教学法研究综述 [J]. 宁波大学学报（教育科学版），2009，31(3)：8–10.

[2] 朱文. 案例教学方法研究 [J]. 西南民族大学学报，2003，24(10)：39–40.

[3] 徐世芬. 案例教学法在中医教学中的应用概况与分析 [J]. 中医药导报，2010，16(3)：107–109.

[4] 刘会丽. 案例在中医基础理论教学中的应用研究 [J]. 当代医药论丛，2014，12(7)：174–175.

[5] 罗再琼，夏丽娜，马晖．分段式案例教学法在中医基础理论课的实践调查 [J]．中医教育，2013，3(6)：39-40．

[6] 杨爱萍，杜坚．案例教学法在中医诊断学辩证课程中的应用研究 [J]．中国中医药现代远程教育，2014，12(12)：100-101．

[7] 杜彩凤，赵勇，李晶，等．中医诊断学教学引入误诊案例分析的模式探讨 [J]．山西中医，2014，30(5)：55-56．

[8] 秦莉花，陈晓阳，李晟，等．应用案例导入法，提高中药学专业教学效果[J]．长沙大学学报，2013，27(2)：117-118．

[9] 王君明，贾玉梅，崔瑛，等．基于 PBL 的中药学案例教学模式 [J]．中国医药导报，2012，9(6)：145-147．

[10] 李玉民．《方剂学》病案式逆向教学法运用效果初评价 [J]．广西中医学院学报，2009，12(4)：89-90．

[11] 孙丽英，胡晓阳，陈宝忠，等．案例教学法在方剂教学中的应用探讨 [J]．西部中医药，2012，25(12)：37-39．

[12] 禄颖，吴莹，贺娟．浅谈案例教学法在《内经》教学中的应用[J]．山西中医，2012，28(2)：59-60．

[13] 靳红微，杨红霞，徐江红．以问题为中心的案例教学法在温病学教学中的应用 [J]．河北中医药学报，2011，26(1)：48-49．

[14] 郑秀丽，杨宇，冯全生，等．《温病学》"教—学"两用案例库构建研究 [J]．亚太传统医药，2014，10(20)：134-135．

[15] 付修文．《金匮要略》黑疸的案例教学探索研究 [J]．继续医学教育，2012，26(11)：34-35．

[16] 赵文霞．运用案例教学法，提高《中医内科学》教学效果 [J]．中医药管理杂志，2011，19(4)：345-346．

[17] 朱玲，郜洁，黄洁明，等．中医妇科学教学案例库构建的初探 [J]．中华医学教育探索杂志，2014，13(19)：912-915．

[18] 李峰，张立君．构建中医临床思维教育模式 [J]．中医教育，2008，27(2)：5-6．

（本文发表于《教育教学论坛》2018 年 6 期）

青年教师提升临床中药学教学水平的思考与探索

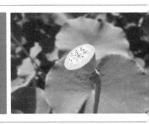

　　临床中药学在高等中医药院校课程体系中具有突出重要的地位，是学生由理论基础过渡至临证诊疗的必由之路，对教与学的双方能力要求均相对较高。对于青年教师，讲好一堂充实、高效而有魅力的中药课，需要在课前准备、课堂呈现、课后反馈及第二课堂等环节精心谋划、精密设计、精彩呈现，着力打造有特色、有内涵、有品味的中药课，大力提升教育教学水平。

1　学情分析务求"攻心为上"

　　学情分析是教学活动的基本环节，国内教育学家对其较为一致的认识是"教师为了有效教学而展开的，对影响学生学习因素的诊断、评估与分析，目的是为教师的有效教学行为提供准确信息和依据，以顺学导教"[1]。在讲授临床中药学课程前，任课教师务必洞悉开课班级的心理特点、能力水平与专业期待，有针对性地采取相应措施，做好充分准备。

1.1　心理特点

　　包括对待课程的心理特点和对待青年教师的心理特点。学生在得知将要开启中药学课程之时，普遍满怀憧憬，想到通过一学期的学习，将会掌握一些较为全面的中药知识和技能，甚至认为自己会在学期之末初步具备"悬壶济世"的能力。这样的心理虽略显天真，但确为真实写照，因此，教师在课程概论及前半部分的讲解中，应贯彻兴趣至上的原则，运用各种手段充分调动和激发学生的求知热情，使其深深爱上中药。学生在初识青年教师时，心中的情感是较为复杂的。一方面，青年教师岁数较为年轻，学生感觉十分好奇，感到与自己年龄差距不大，会自然产生一定程度的亲近感；另一方面，青年教师面孔青涩、经验不足的特点也客观存在，使学生对其授课技巧与教学能力产生些许担忧和怀疑。为此，青年教师应在备课中切实用心、用爱、用情，全力以赴，精益求精地讲好最初的几次课，给学生以震惊和震撼，以异于常人的精彩讲授迅速"俘获"学生的心。准备一些学生感到在其他相似课程上听不到的内容，着力创设耳目一新又恰到好处的教学情境，带给学习者不断的惊喜与感动，使其对教师产生由衷的钦佩与爱戴，树立强大而坚定的专业自信。这需要青年教师博览群书、博采众长，永不满足地充实和丰富自己，达到腹有诗书"课"自华的境界。

1.2　能力水平

学生的知识储备与能力层级将对教学内容的铺设与取舍产生一定影响。作为临床中药学的授课教师，在开启课堂教学之前，应通过走访教学秘书与辅导员等方式，对开课班级的整体水平有初步的认知和评估，做到心中有数。如果教授的班级为特色（实验）班，能力较强，在授课中就可适当加入"古籍撷英""名家论争"等教学板块，引导学生在更高起点、更深层次理解药性特征，明辨应用精髓；如果教授的是普通本科班，则应紧扣课本，深入贯彻教学大纲的要求，在中规中矩的同时，酌情拔高；如果教授的是专科班，则应坚决贯彻"三基"原则，适当降低课程难度，各章节选取有代表性的一两味药物精讲，其余组织自学即可。

1.3 专业期待

临床中药学课程覆盖了几乎所有中医药专业，任课教师应针对学生的专业特点，有针对性地在课堂实践中有所侧重和突显。对于中医学专业，应在讲授中注意与四大经典课程和经典理论相配合，着力培养学生的理法方药综合思维；对于中西医临床医学专业，应适度推介中西结合优势病种的用药经验；对于中药学专业，应在授课中增加药材基源、品种、炮制等方面的讲述时长；对于护理学专业，应在教学中适当介绍中药注射剂及用药安全方面的常识。此外，在授课的前半段，教师可根据学生的理解能力和掌握程度，适时地引导学生复习先前学过的中医基础理论、中医诊断学等课程，做到温故知新、前后呼应。

2 课堂呈现务求"四位一体"

临床中药学理论缜密全面、内容包罗万象、药物种类繁多，需要授课教师在并不十分充裕的时间内重点讲授百余味本草的性能特征与临床应用，压力着实不小，且课堂讲授的效果对课程的学习起到决定性作用。在课堂教学中，青年教师可秉承"四位一体"的授课理念，将案例教育、中药文化教育、德育教育与赏识教育有机结合、互相渗透，收到非凡卓越的课堂效果。

2.1 案例教育

中药的药性与功用是千百年来各派名家屡试不爽、效如桴鼓的积淀和经典，背后都是海量临床验案的强大支撑。在具体药物的讲解中，可适当引入和呈现基于名老中医经验和 PBL 的案例教学[2]，使学生在"头脑风暴"和"模拟临证"的氛围中，深刻领会药性精髓，构建辨证论治指导下的临床诊疗思维体系。在案例的选择和引入上，要掌握技巧、把握时机、层层推进、娓娓道来[3]。

2.2 中药文化教育

中药学课程中涉及的药性知识和临床实践与传统文化息息相关，甚至可以这样说，教材中每个章节重点药物的背后，都蕴藏着丰富的文化因素和符号，体现和彰显了独具特色的人文情怀，记录着唯物辩证学、哲学、文化学、民俗学、预防医学等交叉学科的精华[4]。在临床中药学教学中渗透文化内涵，可以极大地触动和激发学生的学习热情，使其在悠久灿烂传统文化的沐浴和熏陶中增长知识、收获温馨、体味伟大和感动。教师在授课中应全面秉承"以学生为中心"的指导思想，贯彻以案例为先导、以问题为基础、以学生为主体、以教师为导向、以培养和提升学生中药文化底蕴与传承能力为目标的启发式教育，注重授课内容和语言表达的艺术气息与感染力，打造丰富多彩、特色鲜明的具有"文艺范儿"的中药课。

2.3 德育教育

中药是在中医理论指导下，具有预防、治疗、诊断疾病，并具有康复与保健作用的物质。它治病疗疾、救死扶伤的属性决定了中医药学子必须具备悲天悯人的大医情怀和一丝不苟的职业精神。在临床中药学授课具体药物的讲授中，应时刻将德育渗透[5]摆在十分重要的地位，注重学生良好医德医风的培育，将"为医先做人"的准则深深植入学生的心灵，着力培养适应新时代要求、合格优秀的临床医护工作者。如在讲授清虚热药青蒿时，可以引入我国著名药学家、诺贝尔生理学或医学奖获得者屠呦呦研究员及其团队不畏艰险、顽强拼搏，甚至以身试药的牺牲精神和为民情怀；在讲授温里药附子的剂量及用药安全时，可以向学生介绍名老中医李可的临证经验[6]，灌输"大毒治大病，重剂起沉疴"的思想，帮助学生树立对有毒中药的正确认识，既要"胆大"，又要"心细"。

2.4 赏识教育

临床中药学的许多学习者均表示，这门课程着实不好学，并不是因为听不懂，而是因为太枯燥。的确，随着修习药物的越来越多及药物间功用的相似性和交叉性，学生的记背负担会越来重，往往在课程的中段即出现不同程度的畏难情绪，听课时的兴趣可能会逐渐减退，甚至出现迷茫、厌倦的眼神。此时，任课教师应充分激励、激发和鼓舞学生，努力创设问题情境，增加课堂提问和分组讨论的次数和频率，亦可挑选一些非重点章节作为素材进行"角色互换"的实践，让学生走上讲台，尽情发挥，锻炼知识获取和语言表达能力，注重形成性评价[7]在教学中的促进作用。对于学生的回答或表现，正确的部分应予以充分的肯定和表扬，使其克服羞怯与自卑的心理，树立信心，坚定信念；对于不严谨或不正确之处，亦细致耐心地予以完善指正，从而融洽师生关系，提升课堂质量。

3 课后反馈务求"赤诚相见"

一堂堂临床中药学的课程结束后，学生，应该被毫无疑问地视作研判课堂教学水平的最佳"评委"。作为"初出茅庐"的青年教师，尤其要珍视学生的听课感受与反馈，关心、关注、关怀他们提出的每一个问题，说出的每一个困难，写出的每一条疑惑，诚恳接受、认真考量、努力整改。课后反馈可以问卷调查的形式展开，但务嘱学生写出真情实感，切忌流于形式。青年教师亦可主动采用 QQ、微信等方式交流，以学长的口吻与学生推心置腹地深入交心，洞悉他们的学习心理与听课渴求。学生一些看似"幼稚"的问题或感受，恰恰反映了教学中的待完善之处，应予充分重视。例如，学生课后若对"调和营卫""和解少阳""引火归元"等名词术语仍感迷惑，即说明对桂枝、柴胡、肉桂等药核心功效的讲解存在问题，应严肃反思，积极搜集素材、组织语言，进行单独讲解；如学生表示对功效相近药物的记背感到困难，即提示教师在授课过程中不时要回头看，带领学生温故知新，多多复习。青年教师应放低身段、放平心态，常怀教学相长之心，打造民主平等的和谐课堂[8]，让学生从内心深处对教师感佩不已，从而让师生的每次相处都温馨动人。

4 第二课堂务求"别开生面"

临床中药学的研究内容具有很强的延展性，教材中的文字和课堂的讲解仅能揭示和反映中药的基本性能，且受到时间和空间的限制，无法使学生充分参透中药的深意和魅力。此时，第二课堂目标导向性、内容广泛性、组织灵活性、时空开放性、效益综合性的特点就显现出来[9]。作为青年教师，可以利用第二课堂的上述优势，将课上和课下有机结合，理论与实践交相辉映，动手与动脑密切联动，极大地调动学生的积极性、主动性和创造性，激活学生的成就动机，使其满腔热忱地投入到丰富而充实的教研活动中，收获惊喜与满足。笔者在临床中药学第二课堂的组织与实施中做出了一些大胆的尝试：在河北中医学院积极开设中药文化之旅选修课程，按照历史朝代的演进顺序，将神奇瑰丽、绚烂多彩的中药文化内涵较为全面地展现在学生面前，文化气息浓郁，授课效果上佳；为河北中医学院药学院 2017 级全体新生开展中医学习及中药文化专题入学讲座，帮助新生激发学习兴趣，坚定学科自信；在河北中医学院药学院微信公众平台开设"小宇聊中药"

特色板块，定期向学生发布中药学习、中药临床、中药文化及中药英语等方面的学习技巧和资料，作为课堂学习的有益补充和帮助，受到广泛肯定与好评；指导学生积极参与教师的科研活动，认真撰写具有较高水平的论文[10]，提升综合能力。

青年教师在临床中药学的教学实践中应努力打造精彩、非凡、卓越的课堂。精彩应以充实有益、妙语连珠为目标；非凡应以耳目一新、不同凡响为追求；卓越应以启迪智慧、升华灵魂为境界，这需要师生双方共同努力，不断进步。

参考文献

[1] 陈瑶.学情分析研究综述 [J].当代教育理论与实践，2014(6)：21-23.

[2] 刘宇，张一昕，韩雪，等.临床中药学案例分析教学法的应用 [J].中国中医药现代远程教育，2015，13(8)：113-114.

[3] 刘宇，张一昕，郭秋红，等.论《临床中药学》教学中案例的选择与引入技巧 [J].教育教学论坛，2016(5)：156-157.

[4] 孟菲.试论中药文化的内涵与特征 [J].中医药管理杂志，2015，23(12)：3-4.

[5] 徐阳.中医教学中的德育教育探析 [J].中国医药指南，2013，11(20)：379-380.

[6] 王默然.附子毒性浅析 [J].陕西中医，2012，33(7)：908-909.

[7] 艾志福.形成性评价在中医基础理论课程中的应用研究 [J].光明中医，2017，32(13)：1979-1980.

[8] 秦竹.中医本科教育中新型和谐师生关系的作用与构建途径 [J].云南中医学院学报，2007，30(5)：56-57.

[9] 陈婷.中医文献学基础课程第二课堂研究与实践 [J].中国中医药图书情报杂志，2015，39(5)：60-62.

[10] 张慧康，刘宇，马海洋，等.《药会图》源流与学术特色浅析 [J].中国民族民间医药，2017，26(13)：1-3.

（本文发表于《中国医药指南》2019 年 17 卷 18 期）

提高中药学课堂教学质量的探讨

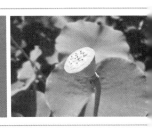

中药学是研究中药的基本理论和常用中药的性能、功效与临床应用规律等知识的一门学科。中药学在高等中医药院校课程体系中具有承前启后的独特作用和地位[1]，是学生由理论基础迈向临证实践的桥梁课，其授课水平将对学生今后的从医之路产生较为直接而深远的影响。中药学体系完整、内容丰富、纵贯古今，是一个对主讲教师而言完全可以"大有作为"的重要平台。笔者认为，在着力提升中药学教学质量的问题上，授课教师应尽全力打造精彩、非凡、卓越的中药课堂，使学生收获知识、思维、技能、文化等多方面、多层次的情感体验，实现专业教育与德育教育的"双丰收"，为进一步提升教育教学水平提供有益的尝试和探索。

1 "精彩"——打造过目难忘的课堂实践

中药学虽是高等中医药院校的必修主干课程，但"枯燥"一词似乎是不少学子赋予其的惯用标签。以最新版"十三五"规划教材（钟赣生主编，中国中医药出版社）为例，学生通常需要在短短4个月的时间里学习近25个章节的庞杂内容并熟记至少100余味常见中药的性能特征和功用精髓，的确有些"时间紧、任务重"，而教材相对固定和格式化的编排体例也难免会使学生对中药产生"审美疲劳"，学习兴趣可能会随着时间的推移、课程的深入和讲授药物数量的增多而难以长期保持。因此，讲授一堂精彩的中药课，不仅是学生对教师的热切期盼，更是课程发展与专业建设 [2] 的必然要求。我们将"精彩"定义为"过目不忘"和"受益匪浅"，即教师通过讲授，使学生获得了难以忘怀的感官体验，实现了初步和初级的学习目标，收到了"言有尽而意无穷"的效果。

1.1 独辟蹊径的课堂引入

中药学的讲授实践中，在某具体章节或药物的正式讲授之前或之后，可将事先备好的相关素材灵活而巧妙地引入 [3]，以迅速激发学习兴趣，使学生感受到"惊喜"，从而顺利地开展后续教学。如在讲授发散风寒药白芷 [4] 之前，可先引述名方"都梁丸"的由来，从而加深学生对其止痛功效的理解，亦可在论述其美白润肤之功时引入三国时期诸葛亮与黄月英的故事传说；在讲授清热解毒药金银花之前，可先着重推介抗流感的经典中成药——连花清瘟胶囊，为金银花善于治疗外感热病的讲解做好铺垫；在讲授平肝息风药之后，针对本章内容虫类药居多（石决明、牡蛎、羚羊角、地龙、全蝎、蜈蚣等）的特点，可将"虫类药综合应用"作为复习与讨论专题引入，并介绍朱良春等国医大师临床运用虫类药的经验 [5]，既切实做到"厚基础、重临床"的授课理念，又紧紧抓住了学生的好奇心和求知欲，使其在满满的期待中认真聆听，受益匪浅。

1.2 生动传神的语言表达

中药学的讲授，应秉承"以语言取胜"的原则，即教师在课堂讲授中，应以精准专业、抑扬顿挫而又充满诗情画意的语言，吸引、打动、鼓舞学生，要不时地说出"惊人之语"，始终占领学生的听觉"高地"，让自己讲授的课程像磁铁一般引人入胜。例如在讲授"总论"部分"中药学的起源与发展"时，可以这样开场："同学们，今天我们来一起学习中药学的起源和发展，我将带领大家在本草的清香中徐徐展开古老中华的恢弘画卷，触摸华夏文明的强劲脉搏，领略那份属于中药的独特而别样的美。"说完此句，学生普遍会投以惊奇和喜悦的眼神，更加聚精会神地聆听学习内容。在讲授清热凉血药牡丹皮功效特点时，可现场即席吟诵《牡丹之歌》的歌词："啊，牡丹，百花丛中最鲜艳，众香国里最壮观……冰封大地的时候，你正孕育着生机一片，春风吹来的时候，你把美丽带给人间。"吟诵结束后，学生通常会报以热烈掌声，而后可追加提问："同学们想一想，歌词中的哪些语句可以依稀反映牡丹皮的功效特征呢？"再结合讲授，如此一来，学生会恍然大悟、豁然开朗。在利水渗湿药概述的讲解中，为阐释水与湿之别，可吟诵歌曲《最后的倾诉》中的语句"在滔滔的长河中，你是一朵浪花；在绵绵的山脉里，你是一座奇峰"，而后通过进一步的启发和引导，使学生明析"湿为水之渐，水为湿之积"的深刻含义。授课中生动传神、文采飞扬的语言表达会在潜移默化中给学生带来深深的感悟、感激与感动，既可促进教学，又可增进师生情谊，带给学习者难忘终生的愉快体验。

1.3　匠心独运的课件设计

随着教育技术的飞速发展，多媒体课件在中医药课程课堂教学中的作用日益突显。与传统板书教学相比，多媒体课件具有可操作性强、信息承载量大、示教清晰直观等特点[6]。在中药学授课实践中，课件的设计原则主要应为：清晰直观、重点突出、布局合理、激发兴趣。在药物"来源与品种"部分的课件制作中，需要图片清晰完整、一目了然，最大限度地服务于形态教学。例如在活血止痛药川芎源植物和饮片的课件设计上，图片应最大程度上体现其"周边不整蝴蝶片，棕色油点气浓香"的辨识特征[7]。在每章节概述部分讲解后、具体药物讲解前，可设计1~2张"导学课件"，以极富启发性的语言高度概括将要讲授的主要药物的性能特点，以激发学习兴趣和热忱。如在温里药各药开始讲解前，呈现一张特殊的PPT，命名为"相信你会感兴趣的"，而后运用动画依次分别显示几行文字："中药强心第一名""姜的家族""帮阳气找到回家的路""遥知兄弟登高处""皇后的寝宫""古代的口香糖"。此时，学生的兴趣和求知欲会被瞬间激发，脸上亦会流露出好奇、顽皮的表情，而后再依次简要介绍上述每句话对应的本章代表药：附子、干姜、肉桂、吴茱萸、花椒、丁香。如此设计，对烘托课堂气氛、提升授课效果帮助很大。此外，利用多媒体课件的多重动画效果，可以辅助讲解一些中药综合应用方面的内容。如在讲解泻下药配伍应用时，可适当结合前学，引导学生说出便秘的基本治疗原则。此时可在PPT上先呈现一只扁平的船，并将其比作人体的宿便，而后通过引导，依次呈现水波和风帆的动画，使学生明白治疗便秘的两大原则：滋水行舟（滋阴药，玄参、生地等）法和顺水推舟（理气药，木香、陈皮、枳实等）法，既生动形象，又深刻经典。

课堂引入、语言表达和课件设计，构成了学习者对授课教师课堂呈现效果的第一印象，属教学基本功范畴，是决定课堂"精彩"与否的基本标尺。对于授课者，尤其是青年教师而言，课堂引入的巧妙、语言表达的幽默和课件设计的精美会在较短的时间内吸引学生注意力、激发求知欲，顺利地开展教学。但过分地追求于此，则会使授课在深度上略显不足和欠缺，还应挖掘授课内容在字里行间的深意，洞悉各专业培养目标和成才标准，站在"抚今追昔"和"继往开来"的历史高度，带给学生发至心灵深处的思索与感悟。

2 "非凡"——呈现不愿错过的视听盛宴

中药学虽为中医药各专业的重要课程，但由于开课专业众多、授课时长较少、记背内容繁杂等特征，在教学中往往使师生普遍感到些许压力。大部分教师反映，一个学期下来，中规中矩甚至"快马加鞭"似的讲授尚且勉强完成教学任务，要想让课程与众不同，似乎确有一定的难度。此时可根据中药学基础与临床并重、科学与人文共融的课程特点，将文化要素[8]嵌入实战教学，并尝试探索适用于不同专业的授课技巧和侧重，让学生感受到教师的良苦用心，意识到这样的中药课真的"不一般"，从而更多了几许满意与期待。

2.1 无处不在的文化气息

中药文化是我国优秀传统文化的重要组成部分，是历代华夏先民集体智慧的结晶，囊括了广博的药材资源，传承了独特的诊疗技艺，融合了古朴的哲学思想，蕴含了至诚至爱的人文精神，千百年来为中华民族的生息繁衍和繁荣昌盛做出了不可磨灭的巨大贡献。继承和弘扬中药传统文化，既是增强国民文化自信、建设新时代中国特色社会主义文化强国、实现中华民族伟大复兴中国梦的应有之义，亦是当代中医药临床、科研工作者与学子们义不容辞的神圣使命，具有十分重要而深远的意义。

中医药根植于博大精深、绚烂多彩的中华文明，具有文化内涵深厚、哲学义理深邃和文学情感深沉的特点。在课堂教学中，对中药文化的深刻认识和深入解读有助于学生全面细致地领会和掌握中药的药性特点和证治精髓，揭开中医学的神秘面纱，进一步提升中医药文化品位和艺术修养。在授课实践中，注重以全新的视角引领学习者深入了解中医药的文化特征，在具体药物的讲授中恰当地融入节庆风俗、"一带一路"、诗词歌赋、名人轶事、衣食住行、影视艺术等方面的"中药元素"，融医、药、文、史于一体，在充分突显知识性、趣味性、艺术性的讲述中，深入剖析中药独特的艺术语言、艺术形象和艺术意蕴，使学习者在丰富多彩、绚丽多姿的"中药文化殿堂"中，提升艺术品位与审美修养，弘扬和彰显中医药的博大精深和非凡魅力，极大地激发学生的学习热情，让学生深刻体会到每一味中药的背后，都"隐藏着生动的故事，蕴含着深刻的哲理，渗透着绵绵的情愫"。例如在讲授活血疗伤药马钱子的毒性时，可以千古名篇《虞美人·春花秋月何时了》为切入点，以南唐后主李煜令人唏嘘的人生经历和被含有马钱子的"牵机药"毒死的历史事实为主线，自然而然地将该药的毒性展现出来，让学生难以忘怀[9]；在讲授利水渗湿药薏苡仁时，可引入汉代伏波将军马援的"薏苡之谤"，加深学生对该药形态与功用特征的认识[10]；在讲授清热药芦根时，可以《诗经·秦风·蒹葭》中"蒹葭苍苍，白露为霜，所谓伊人，在水一方"名句为切入点[11]，指出该药悠久的用药历史和上佳的疗疾之效；在讲解补血药阿胶时可呈现经典电视艺术作品《大宅门》中的部分情节或画面，增强学生感性认识；在讲解解表药桂枝、止血药艾叶、温里药吴茱萸时，可以讲解我国传统节日（除夕、端午、重阳）中的药物与从中体现出的古朴的养生学和预防医学思想[12]。备课及讲授中应时刻以学生为中心，广集素材、充分酝酿、详细调研、严格论证、精彩呈现，旨在使学生通过丰富多彩的教学内容领略中医药的别样之美，激发学习兴趣，培育合作精神，坚定专业信念，提升综合能力，以达到最佳的教学效果。在教学实践中，对于丰富的案例，应注意其有文化型与专业型，平面型（图片）与立体型（影音、视频等）之分，在呈现技巧上亦要灵活运用前引入、后引入、即时引入等多种技巧[13]，提升感官及讲解效果。

2.2 充满关怀的专业侧重

中药学是高等中医药院校中医学、针灸推拿学、中西医临床医学、中药学等专业的必修课程，开设班级广泛，修习学生众多。在课堂实践中，应有意识、有侧重地准备和呈现出突显一定专业特色的授课内容。对于中医学专业，在授课中应适当增加经典案例分析的比重，以实现"模拟临床"的效果；对于针灸专业，可酌情介绍针药并用的适宜病种及现代研究；对于中西医临床专业，可适当引入中药药理及中西合理用药方面的知识；对于中药学专业，亦可考虑增加中药资源、栽培、炮制等方面的技能，以促进综合能力的增强。在授课中，还应与时俱进，针对涉及中药的社会热点问题，如中药用药安全、中药资源普查、中药现代化、中药网络药理学等展开小组讨论，以拓宽视野，增长见识，提升素质，实现全面发展。

中医药根植和滋养于承续千年的华夏文明，所谓"非凡"，就是在授课实践中将中药背后的文化、文艺和文学情怀尽可能地提取和突显，让学生在波澜壮阔的历史画卷中领略属于中药的那份别样之美，并根据专业侧重各取所需，充实自己。但是，大学教育应将"以德树人、以德育人"的理念贯穿始终，培养德才兼备、德艺双馨的新时代医务工作者必将是我们培养人才的应有之意。

3 "卓越"——彰显铭记一生的德育情怀

中药学虽为中医药科学体系的主体内容，但依然渗透着浓浓的人文情怀和济世救民的职业精神。作为一门连结基础与临床的核心课程，应该赋予"卓越"以新的、更高层次的内涵，那就是在教学中时时处处向学生培育的深入骨髓、融入血液的德育教育[14]。使学生在中药学的课堂上感受到悬壶济世的责任感、盛世辉煌的自豪感、实战模拟的成就感和传承创新的使命感。例如介绍我国著名医药学家孙思邈时，可自然地引入《备急千金要方》中的大医精诚篇，通过让学生高声朗读等形式使其深刻领会为医者"人命至重，有贵千金，一方济之，德逾于此"的悲悯情怀和严肃认真的职业操守；讲解止血药三七时，可讲述曲焕章创制云南白药的感人事迹[15]，使学生敬仰一代药学家在救亡图存年代弥足珍贵的家国情怀，并内化于心；讲授理气药木香、沉香、檀香或开窍药麝香时，可开设"丝路医药"专题板块，详细讲解以古代丝绸之路为媒介的中医药国际文化交流盛况，进而联系我国当今的"一带一路"重大战略[16]，引导学生具备国际化大视野，思考中医药未来的传承与创新，进一步增强自豪感，坚定专业自信，激励他们努力钻研、报效祖国。对于个别接受和理解能力较强的中医专业班级，可在某些章节学习结束后准备临床经典病案讨论及赏析课，初步推介和讲解历代大师的用药心法，强化"实战色彩"，提升中医药辨证论治综合能力，增强学生的成就感。打造卓越的中药课，还要特别注重师生交流和感情的培养，牢固树立"以学生为中心"的教育教学理念[17]，关注学生的听课期待，关心学生的接受能力，关爱学生的内心情感，逐条认真阅读和对待学生反馈的意见和建议，不断改进方法，完善教学内容。

中药学的课程特点和现代教育教学技术的飞速发展对高校教师在专业能力、授课技巧、人文素养等方面提出了更高的要求，精心打磨和呈现一堂堂精彩、非凡、卓越的中药课应成为永恒的追求。构成"精彩""非凡""卓越"的各个要素之间应是层层递进、相辅相成的。"精彩"是"非凡"和"卓越"的基础和保障，"非凡"是"精彩"和"卓越"的深入和彰显，"卓越"是"精彩"和"非凡"的升华和归宿。作为中药学的授课教师，只有踏下心来、俯下身去，授课技巧才能上去，德育水平才能上去，综合素质才能上去，才能让自己的课堂实现从"有意思"到"有意义"，再到"有情怀"的华丽进阶，才能不断地在课堂教学中百尺竿头、更进一步。

参考文献

[1] 王玥，杜守颖，肖瑶. 中药学教学现状及改革初探 [J]. 药学教育，2017，33(4)：38.

[2] 袁珂，鄢圣英，田薇，等. 中药学专业课程体系的建设与实践 [J]. 时珍国医国药，2007，18(6)：1356.

[3] 李志安. 论中医基础理论教学中对学习兴趣的培养 [J]. 中国中医药现代远程教育，2015，13(4)：88–89.

[4] 王惟恒，强刚. 画说百味中草药 [M]. 北京：人民军医出版社，2009：14.

[5] 高想，朱良春. 虫类药的应用历史与展望 [J]. 中华中医药杂志，2010，25(6)：807.

[6] 郝丽莉，李笑然，刘艳丽.《中药学》课程多媒体课件内容的改革与应用 [J]. 中医药导报，2008，14(7)：126–127.

[7] 钟赣生，张建军. 中药饮片辨识基本技能实训 [M]. 北京：中国中医药出版社，2013：126.

[8] 孟菲. 试论中药文化的内涵与特征 [J]. 中医药管理杂志，2015，23(12)：

3–4.

[9]　张瑞贤，黄斌 . 谈古论今马钱子 [J]. 中医药文化，2006，(3)：34–35.

[10]　徐时仪 . 说"瘴疠" [J]. 江西中医药，2005，36(2)：61.

[11]　安汝杰 . 若飘若止的相思——《诗经·秦风·蒹葭》的美感体验 [J]. 美育学刊，2017，8(1)：86.

[12]　周晓菲，王致谱 . 民俗文化与中医学 [M]. 北京 : 中国中医药出版社，2017：133–141.

[13]　刘宇，张一昕，郭秋红，等 . 论《临床中药学》教学中案例的选择与引入技巧 [J]. 教育教学论坛，2016(5)：156–157.

[14]　王云峰，史菁菁 . 中医药理论在教育教学中的应用研究 [J]. 卫生职业教育，2016，34(20)：68–69.

[15]　吴延义，李艳 . 妙用云南白药 [M]. 北京 : 人民军医出版社，2015：3–10.

[16]　任虎，曹俊金 . "一带一路"战略视域下的中药国际化研究 [J]. 科技通报，2016，32(12)：57–58.

[17]　郜峦，陆翔，王鹏，等 . 以学生为中心，优化课堂设计——谈中医文献学课程教学体会 [J]. 中国中医药现代远程教育，2017，15(15)：44–46.

（本文发表于《药学教育》2018 年 34 卷 6 期）

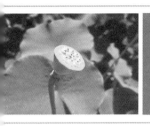

论中药学教学中艺术化的课堂呈现

中药学是高等中医药院校的核心主干课程，因其知识结构复杂、学习药物众多、功用记背困难的特点，在教学中对师生的能力要求普遍较高。在课堂实践中，教师可针对中药学偏向文科的课程特性，有意识地雕琢和加深新课导入、语言表达、课件制作上的艺术性，以巧妙的题材吸引学生，以优美的语言感染学生，以精美的设计打动学生，着力创设具有"文艺范儿"的本草课堂，使学生在接受知识的同时，收获多方面的情感体验与艺术享受。

1 增强导入新课的艺术性

在学习中药学之前，学生大多已学习了中医基础理论、中医诊断学等课程，具备了初步的辩证思维能力，对中药学这门基础与临床相融的课程往往充满"跃跃欲试"的激动心情，对教师具体药物的教授亦充满期待。因此，新课导入环节的成功与否、精彩与否，往往对学习效果起到至关重要，甚至某种程度上是决定性的作用。匠心独运而又恰到好处的课堂导入会让学生耳目一新、印象深刻，在短时间内迅速激发求知欲望，更加全身心地投入到教学进程，收到"惊喜连连"的课堂效果。常用的导入手法有诗词、典故、名言、生活常识导入等。例如在中药学开篇第 1 课时，可即席吟诵或在黑板书写这样三句诗：莫愁前路无知己，天下谁人不识君；衣带渐宽终不悔，为伊消得人憔悴；纸上得来终觉浅，绝知此事要躬行，以此来激励和鼓舞学生坚定信心、刻苦钻研、勤于实践。笔者多次将此法用于课堂实践，每每收到温馨、融洽的课堂效果，顺利开启一学期的教学内容。又如在讲授补气药人参时，可先导入南宋诗人谢翱的著名诗句："移参窗北地，经岁日不至。悠悠荒郊云，背植足阴气。新而养陈根，乃复作药饵。天涯藜藿心，怜尔独种参"，此时停顿片刻，留出时间嘱学生思考，而后通过对"窗北地""足阴气""作药饵"等词句的讲解，初步揭示人参的生长环境、栽培要点和功用特征[1]，既能吸引注意，引发思考，又为后续药性精髓的讲解做好充分的铺垫。在讲授利水渗湿药车前子时，可在呈现源植物及饮片图片后，突然设问："同学们可曾想到，眼前这一枚枚小小的车前子，竟然和欧阳修与霍去病这一文一武两位历史名人扯上关系，这是为何呢？"此时学生的注意力立刻被吸引到教师身上，而后便可通过车前子得名传说与治愈欧阳修水泻的典故[2]入手，用富有诗意的语言娓娓道来，使学生在"历史时空的穿越中"轻而易举又妙趣横生地对药物的功效有了逐渐清晰的认识，收到事半功倍的效果。在补气药白术讲解结束时，可引入古代药学名著《珍珠囊补遗药性赋·主治指掌》中对该药的评价以复习前学，加深印象："(白术)其用有四：利水道，有除湿之功；强脾胃，有进食之效；佐黄芩，有安胎之能；君枳实，有消痞之妙。"在讲授消食药山楂前，可这样设问："生活中我们在炖肉时，会有这样一条小经验，如果向锅里放些山楂，肉会很快被煮熟，而且又香又嫩。大家知道这是为什么呢？"引发学生思考的同时，为山楂"善消油腻肉食之积"性能特点的讲解做好准备，而后可再加上一句："小小的冰糖葫芦，在中药的阵营里绝对算是一员大将啦，还认为它本事不多吗？其实它早已摇身一变，完成了从消食神品到妇科要药的华丽转身喽！"此言一出，学生一般会投来惊喜和惊奇的目光，从而顺利展开山楂活血通经等[3]功效的进一步阐述。

2 提升语言表达的艺术性

受到授课时数偏长、编排体例固定、讲解内容庞杂、药物特点易混等因素的影响，中药学在学习的过程中会普遍让学生感到些许枯燥乏味，容易出现畏难情绪，学期开始时的"初心"和热情较难保持。此时，授课时语言艺术[4]的重要性就突显出来，教师应努力用幽默、智慧、有感染力和启发性的语言艺术将学习者的注意力牢牢地聚焦在讲台，用自己流利、纯熟、专业又不失诙谐的语言魅力深深感染学生，使其变无意注意为有意注意，进入学习和听课的最佳状态，让学生在教师的讲解中收获知识、引发思索，得到美的享受。如在讲授"丝路中药"专题时，可以在具体药物讲解结束后饱含深情地总结式结尾：丝路一开，仿佛打开了文明之窗，你来我往之间，新鲜的货物琳琅满目，新鲜的思想碰撞激荡，新鲜的文明交互融合，这是一条铺设在欧亚大陆的"金链"，引领着那里的人们走向富裕，走向荣光。曾几何时，当沉重的包裹被打开时，还有"胡药"的馨香扑鼻而来，沁人心脾。如果将丝绸之路比作人类文明的华彩乐章，也请不要忘记小小本草书写的动人音符！此言一出，学生立刻流露出敬佩、满足和惊喜的表情，纷纷表示在掌握药物功用特征的同时，又深入了解了丝路中医药文化交流的盛况，并立志以丝路精神为指引，努力学习、刻苦钻研，积极投身中医药研究与传承的伟大事业，思想上得到了升华。又如在讲授理气药陈皮时，可以即席说道：放置时间较长的陈皮，俨然是一位经过岁月洗礼的老人，辛辣的猛劲一扫而光，变得文雅平和，温尔不燥，猛而不烈，既可疏顺气机，又不损耗正气，将身体的痰湿徐徐化开，是不可多得的佳品。提一个问题：其实橘子是"浑身是宝"的，你知道吗？上述表述，将陈皮的性能特征拟人化，既亲切自然，又令人印象深刻。为后续橘核、橘络、化橘红，甚至青皮的讲解埋下了绝佳的伏笔。再如止血药艾叶的主体部分（来源、药性、功效、适应证、用法用量及使用注意）讲授结束后，可以下面的一段话作为复习式结尾，引起学生共鸣：艾在燃烧时，看不到火苗，惟有缕缕的清香随着迷人的烟雾绕梁许久。艾叶体内浑然天成的纯阳之气，散发着绵绵不绝的"爱"，驱散着冷酷与阴霾——艾在屋里，"爱"在心中。运用谐音，将艾叶的重点内容巧妙地融入语言情境中，收到回味无穷的授课效果，深得学生好评与喜爱。此外，在授课中还可有针对性地为每味重点药物设立"点睛词"，即最能体现其药性特征的描述性词语，并不断在课堂上表述和呈现，让学生迅速抓住重点，易学易记，提高学习效率。例如可以将解表药桂枝的"点睛词"定为"杀气腾腾，又含情脉脉——张仲景的御用女主角儿"，运用时髦时尚的语句迅速勾起学生的兴趣，进而水到渠成地讲解和拓展桂枝及桂枝汤类方在《伤寒论》外感表证中的应用及张仲景的临床经验，使人印象深刻；亦可以在讲授平肝息风药代赭石时，引导学生回忆清热泻火药石膏、利尿通淋药滑石、重镇安神药朱砂与磁石等，并将其统统归纳标记为"疯狂的石头"，既吸引眼球，又可以通过复习引导使学生辨析上述矿物药的各自功用特征，深刻领会"疯狂"背后的深意，取得寓庄于谐的佳效。流利、幽默、精湛、优美的授课语言会极大地激励学生的学习热情，增强药性的识记能力，促进师生的情感交融，提升学生的综合素养。

3 提高课件设计的艺术性

近年来，多媒体课件以图文并茂、声色俱佳、动静结合的优势和特点[5]已逐渐成为现代医学教育的最常用手段。在当今的中药学教学中，多媒体课件的内容仍以文字部分为多，且有些甚至是课本或教案的照搬，在授课中不易引起学生的求知兴趣，课堂气氛亦难免枯燥乏味，丧失活力。中药学的课件设计不妨秉承"视觉风暴"的原则，即学生通过观看课件，在洞悉中药药性功用内涵的同时，收获传统文化、现代研究、继承创新方面的知识渴求与情感培育，达到"宽口径、广视野、强能力"的授课目标。笔者在教授活血疗伤药马钱子时，设计了"零文字PPT"，即课件中不出现或极少出现文字内容，通过生动形象的图片和动画设置，在历史事件中融入中药药性特征，收到"言有尽而意无穷"的授课效果。具体过程为：第 1 张课件呈现《虞美人》中"春花秋月何时了"的诗句和背景动画，给学生以清新的感官刺激，而后提问学生出自何人之手，此时有学生回答："李煜。"再呈现第 2 张课件：李煜、赵匡胤的画像及五代十国（或北宋初期）的形势图，带领学生回顾李煜早年的人生经历及历史事实。第 3 张课件呈现李煜和小周后的画像，并讲解李煜在北宋都城为囚的悲惨境遇，在讲解时可听到台下学生的唏嘘之声。第 4 张课件呈现赵光义的画像及其语句："尔（李煜）国破家亡，甚为体怀……今赐醇香美酒，尔可开怀畅饮之"，同时讲述李煜被毒害致死[6]一事。第 5 张课件呈现马钱子的源植物及饮片图，并深入讲解其品种、功效，尤其突出对其毒性的讲授。第 6 张课件呈现一张重症肌无力[7]患者的图片，并嘱学生逆向思维，引导其领会马钱子治疗该病的功效实质。如此讲解，既加深了学生的中医药文化底蕴，又使其对马钱子的功用特点及现代研究烂熟于心，已经成为较为成熟和成功的课堂设计。

总之，在中药学的课堂实践中，授课教师应以艺术化的课程谋划、语言表达和课件设计为永恒的目标和追求，深入挖掘每味中药蕴含和彰显的艺术语言、艺术形象和艺术意蕴，并将其巧妙地与药物的功效特点相结合，使学生在历史长河的演进中，在文化艺术的熏陶中，在医药文明的顿悟中尽得滋养，获益终生。

参考文献

[1]　王利群 . 中国人参栽培史考 [J]. 人参研究，2001，13(4)：46–47.

[2]　曾培杰，陈创涛.小郎中学医记 4: 爷孙俩的中医故事 [M].北京：人民军医出版社，2015：45-47.

[3]　刘鲲，刘娜，张玉珂.山楂免疫和保健作用研究 [J].光明中医，2017，32(18)：2727-2729.

[4]　王海波，高鹏，秦向阳，等.提高课堂授课能力的方法与途径 [J].中医基础医学教育，2014，16(11)：929-930.

[5]　石君杰，徐发莹.多媒体课件与传统授课方式有机结合，优化中医学教学 [J].光明中医，2010，25(1)：144-145.

[6]　王焕华.中药趣话 [M].天津：百花文艺出版社，2003：62-63.

[7]　江花，潘洪.王明杰治疗重症肌无力经验 [J].中医杂志，2014，55(6)：464-465.

（本文发表于《湖南中医杂志》2018 年 34 卷 10 期）

中药学·消食药
教学技巧浅谈

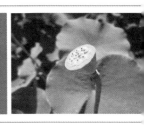

　　中药学是研究中药的基本理论和常见中药性能、功效与临床应用规律等知识的一门核心主干课程，亦是高等学校中医药课程体系中"基础迈向临床"的桥梁与纽带。中药学的教学具有承前启后的突出地位，教学效果将在很大程度上决定学生今后综合运用理、法、方、药解决临床实际问题的能力[1]。下面以全国高等中医药院校规划教材《中药学》（第10版，钟赣生主编）第十六章"消食药"为例，浅谈如何在教学设计及实践中制造亮点、创造惊喜，让学生激发兴趣、提升能力。

1　教学目标上着力提升3种能力，培育一项情怀

1.1　准确理解与合理运用本章药物的能力

　　"消食药"篇幅不多，涉及药物亦较少，但均为临床及生活中较为常见之品，且在疾病的治疗领域各具特色，在讲授过程中需要引导学生在熟练掌握食积气滞诸症临床表现的同时，能针对食积的不同类型（油腻肉食、米面薯芋等）选择恰当的药物；同时关注这些药物在其他领域（非脾胃病）的运用情况，增强学生

对药物进行横向对比的能力和意识，有针对性地"回头看"，将学习过的、分散在不同章节、具有相同或相似功效的药物及时进行对比复习，温故知新。对于小章节的学习，精髓在于使学生真正"跳出来"，以高瞻远瞩的视角、高屋建瓴的维度、高出一筹的能力，摆脱内容的局限，更深刻地思索药物的功用特点，做到以管窥豹、举一反三。

1.2　语言表达及团队协作能力

"消食药"在多数高校中药学的授课实践中是教师较为公认的互动章节。由于理论难度不大，涉及药味不多，基本上没有十分晦涩难懂的理解性内容，故可充分发挥学生的主观能动性，充分彰显"以学生为中心"的授课理念[2]，将课堂的主动权交予学生，适当创设问题情境，将学生分为几个小组，针对教师提出的问题展开讨论，而后由一名学生作为小组代表上台阐述观点。这样一来，学生既加深了对本章药物的理解程度，拓宽了视野，也提升了在团队中沟通协调和解决问题的能力，锻炼了"在人前说话"的语言表达能力，增强能力，增长自信，突显了形成性评价的应有之义。

1.3　对中医临床常见病、多发病的初步认识与理解能力

消食药的主治症状有脘腹胀满、嗳腐吞酸、恶心呕吐、不思饮食、大便失常等，这些症状提示胃脘痛、痞满、吐酸、嘈杂、泄泻，或慢性胃炎、胃溃疡、胃食管反流病、慢性肠炎等中西医内科消化系统的常见病和多发病。通过对本章药物的讲解，可使

学生初步了解和熟悉上述疾病的定义、临床表现、辨证分型及代表方药，为今后的深入学习奠定坚实基础。

1.4　中药文化情怀

情怀的培养从来都非一日之功，是在长期的接触、学习和认真领会之后的由衷之感，是内化于心、外化于行的体现。中药文化是中药在漫长的历史演进中，与文学、历史、地理、天文、数学、哲学等领域互相融合、交相辉映后的产物，具有鲜明的时代特征和独特的艺术魅力。千百年来，中药早已渗入炎黄子孙的血脉，成为历久弥新、永不磨灭的民族图腾。每一味中药的背后都蕴含着深刻的文化符号，彰显着动人的文明元素，需要教师博览群书、尽力挖掘。在课堂上，如果能将中药文化的精髓用心、用力、用情地讲深讲透，必将在学生的心中升腾起深切的情感、深沉的情愫、深刻的情怀，使学生意识到中药其实并不遥远，就在人们身边，让人无时无刻不在感受它们的存在，成为人们战胜自然、却病疗疾的力量之源。看似平凡的本草，却忠诚地守护着中华民族的生生不息和繁荣昌盛，由此，学生心中对中药文化的博大精深之感便油然而生，从而实现专业能力与文化品位的双重提升。

在包括"消食药"在内的中药学各论的讲解中，教师一定要深入挖掘和讲解中药背后的文化内涵[3]，让学生在浩瀚千年的华夏文明中领略中药之美，着力打造具有十足文艺范儿的中药课。具体到本章"消食药"讲解，即是教师应尝试从历史文化（山楂）、生肖文化（鸡内金）、饮食文化（莱菔子）、酿酒文化（六神曲）

等角度对药物进行独特而精细的解读，让学生耳目一新、豁然开朗，收到"言有尽而意无穷"的最佳视听效果，增强中医药院校学子身上的"本草情怀"。

2 教学内容上突出语言魅力和文化感染力

中药学的学习内容繁多，所需课时漫长，随着时间的推移，学生在课堂上难免有麻木、枯燥之感。授课教师应深入锤炼自己，不断积累，提升授课语言的吸引力和感染力，要让时不时爆出的惊人之语在学生脑海和思维中留下深刻的印象[4]。例如在讲授鸡内金课时的中药生肖文化后，可以这样结尾："生肖文化体现的不仅是物质上的满足，更彰显了一份精神上的追求。龙腾虎跃、快马加鞭，使人自强不息；甘为孺子牛、一唱雄鸡天下白，使人勤劳奋进。这份精神追求在药名中得到了最好的诠释。如以龙的神通突显龙胆清肝泻火之力，以马的自信彰显马鞭草祛邪逐瘀之效，以鸡的守信突出鸡血藤补血调经之功，以狗的忠贞体现狗脊强筋健骨之能……这些品质构成了中华民族的精神图腾，也指导着后来的医家更加深刻地遣方用药、救死扶伤。" 如此一来，学生的知识得到巩固，情感得到升华。下面简单介绍在"消食药"课堂实践中可采用的语言及表达技巧。

2.1 山楂

2.1.1 导入新课

首先，以"民以食为天""饮食者，人之命脉也"等名言警句为切入点，指出一日三餐在人体生命活动中的重要地位；随后指出"多吃点""吃好点""趁热吃"为人们常挂嘴边的饮食误区，并嘱学生运用中医基础理论分析解释其原因，并在副板书位置写出"'多吃点'的后果——饮食自倍，肠胃乃伤；'吃好点'的后果——膏粱厚味，足生大疔"，引起学生的兴趣和注意；最后，PPT展示消食药的定义，并在主板书显要位置书写其关键词句。

2.1.2 山楂的引入

教师以朗诵甚至亲自吟唱歌曲《冰糖葫芦》的方式作为开场，定能瞬间引起学生的强烈兴趣和激情，让学生对教师充满感佩，对所学药物产生期待；以手持山楂或其加工食用品（山楂卷、果丹皮等）的方式讲解其饮片特征，增强感性认识；在药物来源的讲解中，简单介绍山楂古今名称的历史沿革；以PBL、小组讨论的方式让学生当堂用手机查阅冰糖葫芦的来源，而后选派代表上台发言，锻炼其语言表达能力，加深对药物功效的印象。

2.1.3 山楂主体部分的讲解

①以生活中的经验入手。教师生动地讲解山楂善消油腻肉食之积的最突出特性，并鼓励学生尝试猜想容易感受肉食之积的人群，从而思考正确合理的生活与饮食习惯对健康的促进作用。②以幽默而具有感染力的语言引入。例如在讲解完山楂的消食之功后，教师可以说："同学们，如果你认为山楂只会消食这一招鲜的话，那就OUT啦！殊不知，小小的山楂早已完成华丽的转身，同样成为一味女科圣品！"而后讲解其活血化瘀之功在妇产科诸病中的应用。在讲解其化浊降脂功效之前，可以说"小小的冰糖

葫芦在满足我们口腹之欲的同时，还为大腹便便、血压飙升的患者带来了福音"，而后再行讲解，更能吸引学生。③对名医名方的推介。化瘀之功应视为山楂在讲授中的特色和亮点。在课堂教学中为了加深学生印象，教师可适当引入中西汇通鼻祖张锡纯在《医学衷中参西录》中运用山楂治疗"女子至期，月信不来"的经验及治疗产后"儿枕痛"的名方——独圣散。

2.1.4　山楂小结

尽量避免教科书内容的重复，可以用如下的语言作为结尾，既高度凝练，又生动幽默，愉快地为该药的学习划上暂时的休止符："几枚小小的山楂解决了宋光宗的燃眉之急，也让冰糖葫芦一下子飞入寻常百姓之家 (典故不妨自己查阅哈)；作为消食第一品，山楂从不缺少人们关注和喜爱的目光——偷偷告诉你啊，油腻肉食之积，正中山楂下怀喽！不过，山楂在近代以来完成了华丽的转身——它的活血祛瘀之功越来越广泛地应用于临床，成为一味调经要药！还能降脂、降压，对于大肚便便和面红耳赤的患者，别提有多好使啦！"

2.2　六神曲

在教学中可分别以"六""神""曲"为切入点，深入讲授该药背后的文化 (民俗学) 内涵，具体可参考上海中医药大学杨柏灿教授主编的《药名文化——中药与文化的交融》中涉及六神曲的部分[5]。具体内容可分为 3 个模块：药名之妙；神曲与酿酒文化；功用探微。此部分内容基本是学生闻所未闻的知识，会引起他们极大的兴趣和热情，课堂的文化氛围亦会达到高潮。

2.3 麦芽

2.3.1 在讲授中可运用药象学的思维模式

紧紧围绕"发芽"二字展开药性的解读，从疏肝之功拓展到疗癥瘕之能，此时可以"忽如一夜春风来，千树万树梨花开"借喻麦芽的升发、疏散和推陈出新之力，使学生便于理解。

2.3.2 富有诗意的艺术化语言的插入

在麦芽讲解结束后，可以这样的语句作为学习的结尾："与大多数种子相比，麦子有不同凡响的地方。在深秋初冬时播种，刚冒芽不久，便匍匐在寒冷的地表，迎接北国冬季漫漫的飞雪。'冬天麦盖三层被，来年枕着馒头睡'，霜雪对大多数植物而言是一种荡涤和劫难，而对麦子却是一种滋润与呵护。在交加的风雪中，麦子只管默默地把根扎在土里，静静聆听风雪的低吟与絮语，只要保持根须旺盛，来年必是颗粒饱满的收成。北方的麦子，栉风沐雨地经历了四时的往来，经过酷暑与严寒的历练，才展现出坚韧、温和、坦荡和大气的味道！"

2.4 莱菔子

引入时以"子"入手，带领学生回顾之前学的果实（或种子类）药物，并尝试归纳"子类药"的功用特点。在讲述莱菔子时，要紧紧围绕其降气之功展开论述，可以穿插"三钱莱菔子，换个红顶子"的历史典故和"秋冬萝卜小人参"的民谚进行详细解读。

对于教材中提到的化痰降气名方三子养亲汤，可以从得名由来（韩飞霞《韩氏医通》）及其对饮食文化的影响（成语脍炙人口的深意及日本料理）等方面进行拓展教学，鼓励学生利用先进的网络资源开展小组讨论，得出对药性的深切体会，感受中医药文化的独特魅力。

2.5 鸡内金

鸡内金属于动物药，本身易于引起学生的注意力。在讲授中应抓住两个要点：鸡属风木之禽，木可疏土，味甘色黄，胃家良药；"凡物弱于齿者，必强于胃"——鸡内金的功用精髓。以"乌鸡白凤丸的奥秘"为题，在课堂设置问题情境和讨论环节，引导学生从传统文化角度揭示鸡的生肖文化与中医中药的巧妙关联。

3 在教学效果上将课堂打造成为两个高地

3.1 弘扬先进文化的高地

学习中药，归根结底，学的是一种文化。中药学包罗万象、涵盖古今、承前启后、融会各行的学科特点，为课堂教学中渗透传统文化教育提供了广阔的空间和舞台。泱泱华夏五千年，悠悠本草成为其最动人的点缀之一。在教学中，教师应着力将丰富多彩的传统文化与中药的形态、命名、产地、炮制、性效、沿革等内容有机结合，收到"春风化雨、润物无声"的绝佳效果。

例如，在讲授中医治病"八法"中的"和法"及补虚药甘草时，可以渗透儒家文化平和中正的思想内涵；在讲授收涩药莲子心、诃子时，可适当推介其被誉为"佛门圣药"的深刻内涵；在讲解补阴药龟甲时，可以适时引入真实历史故事，介绍中药与文物考古及甲骨文明千丝万缕的关联；在讲授解表药菊花、化湿药苍术、温里药吴茱萸与花椒等时，可重点讲授中药在民俗文化中的密切联系；在讲授解表药生姜、理气药陈皮、消食药山楂与莱菔子、补虚药山药等"药食同源"之品时，不妨以翻转课堂的形式，嘱学生详细总结、挖掘、提炼中药在饮食（食疗）文化发展进程中的独特作用；在主归脾胃经药物功效的阐述中，可以从"脾胃者，仓廪之官"入手，通过《孙子兵法》"兵马未动，粮草先行"的道理，揭示古代兵家思想对中医"补土派"理论形成的影响和启发作用，使学生耳目一新，引发思索；在化湿药藿香、祛风湿药川乌、利水渗湿药茯苓、止咳平喘药苦杏仁等的教学设计与实践中，可以酌情引入四大名著中的相关情节，使学生深刻领会中药与古典文学的"美丽邂逅"。

在教学进程中，师生双方都应充分发挥积极性、主动性，努力挖掘内涵，提升素质，使中药学的学习真正成为一场精彩而有益的文化之旅。

3.2 高等中医药院校德育（思政）教育的高地

在中医药课程的教学实践中添加和渗透德育（思政）内容，是当前高等中医药院校教学改革的突出亮点[6]，亦是培养中国特色社会主义事业建设者和接班人的必然要求。每位教师都要守好一段渠、种好责任田，使各类课程与思想政治理论课同向同行，形成协同效应。中药学的授课教师应坚持"深挖思政内涵、讲好本草故事"的原则，在课堂实践中逐步渗透德育教育，使学生在不知不觉间接受精神的洗礼和启迪。

例如，在中药概念及中药学发展史的讲述中，应使学生充分体会到中药姓"中"，是中华民族独有的瑰宝和国粹，并在世界人民的健康保健事业中屡建奇功，从而进一步坚定学生的爱国精神；对"神农尝百草"传说及当代著名药学家屠呦呦发现青蒿素的艰难历程的介绍，可使学生深刻体会历代先贤不畏艰险、勇于牺牲的奉献精神，将"大医精诚"的理念笃定于心；在讲授活血化瘀药时引入"络病理论"，在讲授清热药时介绍"浊毒理论"，可以使学生明确中医药学发展的灵魂在创新，唯有创新精神，才能驱动古老的医学走向新生、重塑辉煌；在中药炮制部分的讲解中，通过引入特殊名词、观看制药视频等方式，使学生深切体会到中药的简、便、廉、验，将严谨细致、精益求精的工匠精神深深地印在脑海中，成为日后从事医疗工作的圭臬和准绳。

以中药为媒介而引入的思政（德育）内容，既可帮助学生深刻理解掌握药性特征，又可深深触动学生灵魂深处，引发思索、引起共鸣、坚定信心、凝聚力量，使课堂成为唱响主旋律、弘扬正能量的有效载体。

4　小结

中药学课程上承基础、下导临床，对师生的综合能力均提出相当高的要求，教师的授课水平甚至在一定程度上影响着学生的专业自信，从教者应深感责任重大，不可有丝毫懈怠。在课堂实践中应时刻贯彻"以学生为中心"的教育教学理念，运用多种教育技术手段[7]，挖掘讲授内容的深刻内涵，激发学生积极性、主动性、创造性，着眼于中医药综合思维模式及临证能力的培养与塑造，并努力使之与课程思政巧妙结合，收到"言有尽而意无穷"的绝佳效果。

参考文献

[1] 刘宇，张一昕，韩雪. 提高中药学课堂教学质量的探讨 [J]. 药学教育，2018，34(6)：39–42.

[2] 宁艳梅，杨韬. "以学生为中心"的中药学实践教学模式探索 [J]. 甘肃中医学院学报，2014，31(1)：80–82.

[3] 刘宇，韩雪，张一昕. 开设《中药文化之旅》选修课的实践与探索 [J]. 广西中医药大学学报，2017，20(4)：75–77.

[4] 刘宇，张一昕. 论《中药学》教学中艺术化的课堂呈现 [J]. 湖南中医杂志，2018，34(10)：115–117.

[5] 杨柏灿. 药名文化：中药与文化的交融 [M]. 北京：人民卫生出版社，2017：105–107.

[6] 田鸿芬，付洪. 课程思政：高校专业课教学融入思想政治教育的实践路径 [J]. 未来与发展，2018(4)：99–103.

[7] 阎紫菲，李武. 高校慕课平台医药类课程统计分析 [J]. 中国教育技术装备，2017(5)：35–37.

（本文发表于《中国教育技术装备》2019 年 18 期）

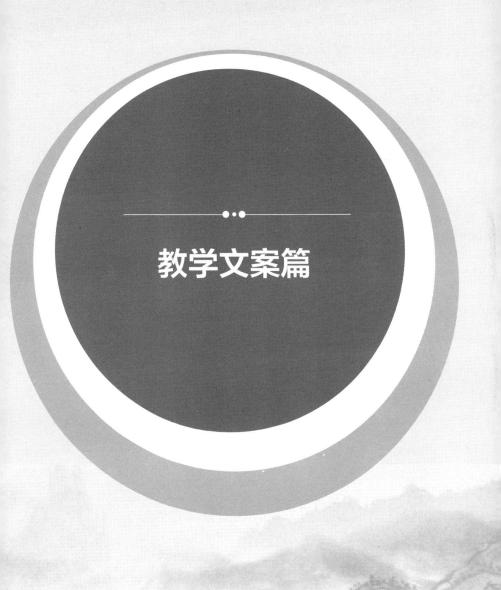

教学文案篇

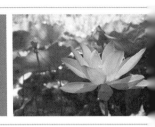

河北中医学院 "课程思政" 优秀教学设计

讲授课程：中药学

讲授内容：乳香（活血化瘀药）

设 计 者：刘宇

课程一般信息
【课程名称】乳香
【所属科目】中药学
【使用教材】《中药学》（全国高等中医药院校规划教材第 10 版，钟赣生主编）
【所属章节】活血化瘀药（第十九章）
【授课对象】中药学专业本科生一年级
【授课形式】课堂讲授
【授课时长】13 分钟
教学设计总体原则
1. 基础与临床兼顾，科学与人文交融，彰显中药文化特色，打造魅力课堂。

续表

2."以语言取胜"，将中药文化内涵的解读融入功效应用的讲授中，打造"有诗意、有情怀"的课堂效果，突出"课程思政"对教学实践的激发和促进作用。

3.通过讲授，激发和培育学生的"六大"精神。

课程分析

【课程特点】

中药学是研究中药的基本理论和常用中药的性能、功效、临床应用规律等知识的一门学科。中药学课程是高等中医药院校中医学、中药学、中西医临床医学、针灸推拿学等专业的必修课程，是从事中医药的工作者必须掌握的专业基础知识。本课程具有如下特点。

（1）内容丰富、章节众多，授课时间相对有限，对师生的能力要求较高。

（2）承前启后，在中医课程体系中具有十分重要而关键的"桥梁"作用。

（3）多学科融合、多领域交织，融医、药、文、史于一体，其综合性、延展性和深刻性的课程特点已远远超出教材界限，理应成为课堂教学中大有可为的一门课程。

【培养目标】

1.掌握中药药性理论及各论中重点药物的性能、功效及临床应用规律，初步具备理、法、方、药综合运用能力。

续表

2. 深刻理解和领会中华医药文明的博大精深和非凡魅力。

3. 通过讲授本课程，实现智育和德育的"双丰收"。

教学目标

【知识目标】

1. 掌握乳香的"三通"之功。

2. 熟悉以乳香为代表的香药在中外文化交流中的概况和作用。

3. 了解乳香的现代药理研究进展。

【能力目标】

1. 培养学生对"特殊药物"（如香药、虫类药等）的学习敏感性和洞察力。

2. 培养学生初步塑造在辨证论治基础上的理、法、（方）药运用能力。

3. 培养学生主动发现问题、分析问题、解决问题的能力。

【学习态度和价值观（情感）目标】

1. 培养学生的中药文化情怀。这是**笔者在教学中突出强调和坚持的原则。在课堂教学中，对中药文化的深刻认识和深入解读有助于学生全面细致地领会和掌握中药的药性特点和证治精髓，揭开中医学的神秘面纱，进一步提升中医药文化品位和艺术修养。在包括乳香在内的活血化瘀药的讲解中，教师一定要深入挖掘和讲解中药背后的文化要素与符号，让学生在浩瀚千年的华夏文明中领略中药文化之美，着力打造具有十足"文艺**

续表

范儿"的中药课。具体到乳香的讲解中，即是教师应以"丝路文化"及"一带一路"战略为切入点，深入讲解中药乳香背后的文化内涵和底蕴，让学生耳目一新、豁然开朗，收到"言有尽而意无穷"的最佳视听效果，增强中医药院校学子身上的中药文化情怀。

2.激发学生热爱中医药事业，争做东西方文明友好交往和互学互鉴的"使者"，为国家的"一带一路"宏伟战略构想贡献自身力量，为中国的医药事业奉献一生的"大医精神"。

3.深刻领会中华医药文明的博大精深和兼容并蓄，深切领会医、药、文、史多学科间的交叉与融合，激发学习热情，坚定专业自信。

4.培养和调动学生自主探究的"主人翁意识"（乳香的用药经验及现代研究）。

教学内容

乳香的主体内容

【引入】"船从海外来"或"海药"

【药材概况】来源、主产区、饮片特征

【药名释义】乳香、熏陆香、马尾香、天泽香

【史海钩沉】乳香的传播及应用历史

【功用特征】宣通、畅通、疏通——"以通为用"

【文化解读】乳香、"丝路"文明与"一带一路"战略构想

续表

【拓展学习】参考书目及文献

教学重点、难点与亮点

【教学重点】

1. 乳香的文化内涵与现实意义。

2. 乳香的药性关键语句：

（1）辛香走窜，苦泄温通，行气散瘀同时又可消肿生肌，为伤科要药。

（2）宣通脏腑、透达经络，长于止痛。

【教学难点】

乳香的药性解读。

【教学亮点】

1. 香药的文化传播与应用概况。

2. 中医药在"一带一路"战略背景下的作用与价值。

3. 乳香的"三通"与丝路的"五通"，交相辉映、相得益彰。

【解决策略】

1. 嘱学生先行查阅（陆海）丝绸之路的背景知识及中药文化交流领域的书目与文献，了解《海药本草》的基本概况。

2. 以唯美的散文语句开场，营造热烈而浓厚的氛围。

3. 与传统授课不同，本次乳香的讲授重点介绍和阐释其文化内涵，培育学生国际化的视野与胸襟。

4. 授课语言要求幽默、富于诗意、尽量富有感染力。

续表

5.嘱学生自主查阅和学习乳香的现代药理研究进展。

学情分析

【学生知识结构（起点水平）】

1.中医药学知识体系尚在搭建，基础知识尚欠扎实。教学班级为2017级中药学本科班，入学时分数及综合素质较高，逻辑思维及综合理解能力较强；中药学为大学第一学年第二学期开设的课程，在前期学生已学习了中医基础理论和中医诊断学的相关课程，但受限于课时设置、讲授细致程度等因素，学生的认知结构并不十分系统，一些中医学的基本理论和基础知识出现了一定程度的遗忘，并表现出参差不齐的现象，对一些基本、基础知识的随堂提问效果不甚理想。

策略：在课堂讲授，尤其是药性功用等理论性较强的阐释性教学环节，要求教师尽可能地"回头看"，多多复习巩固前学，使学生对中医学理、法、方、药及辨证思维的特色了然于心，在其潜意识里形成"医药不分家"的整体观念；鼓励和引导学生运用中药学总论中的"四气五味"尝试独立分析药性特点，既能温故知新，又可顺利推进后续教学，还能提升学生的专业自信心和满足感。

2.部分西医基础课程的开设，对学生中医药思维模式的建立构成一定程度的掣肘。经了解得知，学生在学习中药学课程之前或同时，已相继或正在学习解剖学、生理学等西医基础课程。

在学习的过程中，学生会对中、西医对人体形态结构和生理功能的理解产生混淆、迷茫甚至不解。

策略： 在授课的起始阶段，要向学生明确：西方医学是建立在解剖、生理等基础之上的"具象化"的循证医学，而中医学是建立在阴阳五行、天人合一等基础之上的"抽象化"的经验医学。中、西医对人体同一器官或部位的认识和理解上存在一定的差异。如西医学中"肝"的范围较为局限，而中医学中的"肝"，指的是"肝系统"，包含了肝、胆、筋、爪等。

【认知特点】

1. 逻辑思维能力较强，形象思维能力有待提升。本授课班级的学生均系理科生，逻辑思维能力较强，但形象思维能力有待提升，有一部分学生依然认为中医学的理论稍显晦涩难懂，对学习的积极性造成了一定程度的影响，且有少数学生受思维定式的束缚，总喜欢尝试"推导"出某些理论，结果难免造成思维的僵化，甚至有些"钻牛角尖"。

策略： 理科生对中医药各门学科的认识总会在潜意识里贴上"神秘"的主观标签，会发出"是不是和《易经》一样晦涩，非常人所能理解？"这样的疑问。作为授课教师，应努力用简单、形象、生活化的语言和通俗易懂的图示将中医药学的理论"请下神坛"，适当运用"象思维"的特点，让学生感觉到中医、中药与大自然的现象息息相关，与日常生产生活中的经验惊人

续表

相似，从而大大降低学生理解和接受的难度，以上策略在《中药学》总论中的药性部分及各论概述部分的讲解中显得尤为重要和关键。

2. 对所学中医药类各门课程的内在联系缺乏整体认知。学生虽已学习了中医基础理论、中医诊断学等前期课程，但知识结构较为片面，缺乏对中医药理论体系的整体认识，且出现了大部分遗忘的现象，使得在脑海中本就不全面、不系统的学习框架更为模糊。

策略：中药学是一门连接基础与临床的重要桥梁课程，学习效果的优劣将对学生今后的临床思维能力产生较为直接的影响。教师在授课中应将辨证论治的思想贯穿始终，将所讲授的药物以疾病为纽带，以证型为纲，连点成面地将理法方药联系在一起，构筑学生的立体思维轮廓，让学习过的中药在学生的心里形成一条美丽的"项链"，而不是一枚枚孤独的"珍珠"。

3. 少了些中药文化"情怀"。该教学班级的学生全部由理科生组成，受高中专业侧重的影响，对文史方面知识的积累和重视程度稍显欠缺，文化情怀稍逊一筹，较难深刻理解中药背后的文化内涵。例如，大多数学生对本节将要涉及的丝绸之路和"香药"等内容仅有较为浅显和模糊的印象，没有深入学习研究过，但绝大多数学生仍充满期待，希望获得多方面的知识储备与情感收获。

策略：向学生明确中药学是一门具有丰富、深刻内涵与外延的"融合"学科，对本门课程的学习期待，不应仅仅停留在功

续表

效和应用的掌握上，还应志存高远，了解和涉猎医、药、文、史等多方面的知识与能力，做到以中药为媒介、为窗口，博采众长、博闻强记，全面发展，着力提升自身的中医药文化修养。具体到乳香的讲授中，应嘱学生提前查阅、了解和学习本药的背景知识，例如，一组学生负责自学（陆海）丝绸之路的时代渊源、主要线路与历史意义；另一组学生负责自主研究香药的种类、传播与应用概况等，既增长了见识，又得到了文化的熏陶与滋养，还为顺利开启课堂教学做好了准备和铺垫。

【情感态度准备情况及信息技术技能】

1.情感态度准备情况。通过教师的引导，学生会意识到，乳香为其学业生涯中较为独特的中药，不免多少有些"亲切而神秘"之感，学习热情较为高涨，希望听到"不一样"的中药课，加之课前已将本章药物涉及的专业英文词汇下发学生，使其对课程又多了几分期待和渴望。

策略：教师应穷其所能，尽全力做好教学设计，将有意思、有意义、有深度的素材与授课内容有机结合，突出中药文化特征，用精心准备的素材深深打动学生，占领其情感的"至高点"，打破教材的编排顺序与传统机械的能力倾向，强调文化要素的重要性，在保证功效应用讲解的基础上，尽可能多地介绍和讲解与药物密切相关的内容，使其获得专业知识和德育情感的双重收获和体验，真正有"不虚此行"之感。

2.信息技术技能。在当今知识大爆炸的年代，信息与媒体技术

续表

的迅猛发展使身处社会中的每一份子都前所未有地接触和感知着不断变化的世界，学生亦是如此。乳香可拓展的内容较多，在课堂上应该是"大有可为"的，此时可以适当创造问题情境，嘱学生利用手机登录河北中医学院电子数据资源库，有针对性地查阅和自学，亦可通过小组学习，形成团队，集思广益，变接受式学习为探究式学习，提升综合素质。

【对前期教学的反思与评价】

1. 中药文化元素的引入对课堂教学的促进作用十分明显。笔者认为，中药学课程具有课时较长、内容繁多、对学生记背能力要求较强的特点，加之教材的编写体例稍显固定和僵化，由此可能会造成：随着时间的推移、课程的深入，学生难免有枯燥乏味之感，甚至因为药味数的不断增多而出现或多或少的畏难情绪。针对于此，在前期的讲授中，我们将丰富多彩、内容充实又紧扣大纲主题的中药文化素材引入课堂实践，让学生站在历史和时代的高度，以更宽的视角、更广的领域和更深的层次思考中药在华夏文明的承续与演进中发挥的独特而重要的作用。如在讲授"中药的起源和中药学的发展"时可以前引入方式讲述"清明上河图里的中药密码"，在讲授细辛时以即时引入方式插入"丝路中药情"的迷你 PPT，在讲授桑叶时以后引入方式讲述中医药与南方桑蚕文化，在讲授牛蒡子时以德育教育和激励教育的方式引入"普济消毒，万代流芳"的先进事迹，在讲授桑叶时以中间引入方式初步推介中医温病与桑蚕文化的

续表

水乳交融等（对于前引入、后引入、中间引入等术语，可参见笔者发表在《教育教学论坛》杂志2016年第5期的论文《论临床中药学教学中案例的选择与引入技巧》）。如此讲授，可营造轻松活泼、韵味十足的中药课堂，使学生对即将学习的药物充满期待、充满乐趣、充满思索，在收获知识与技能的同时，满载惊喜与感动，从而深切地感受到中医药的博大精深与非凡魅力，这一点对于"全理科"班级的教学效果而言，具有十分积极而重要的意义。

2. 对活血化瘀药的讲授，需要教师具备较高的中医药多学科综合能力，青年教师须不断努力，博览群书，提升自己。在授课中，笔者发现，对于前期活血化瘀药的讲解，需要教师具备扎实的《中医内科学》理论功底，对一些术语的阐释力求做到准确、恰当，如清心凉血、消肿生肌、破血消癥等，能从病因病机、辨证分型和临床表现等方面较为详细深入地带领学生了解相应疾病（证）的基本知识，这对中医基础理论仍欠扎实的学生而言，显得十分必要，否则将陷入"医药分家"的窘境，不利于学生全面系统思维模式的构建和形成。在授课的语言表达上，应尽量"由博返约"，通俗易懂，使用学生较易理解的、生活化的、形象的语言，变抽象为具体，变无形为有形，让病证和方药在学生脑海中可感知、可想象、可理解。

3. 学生对本章内容中的某些表述理解起来会产生困难或困惑。在课后辅导时发现，有一些学生对一些功效和疾病的术语在认

续表

识上存在困难或困惑。例如，行血、活血、破血有何不同？可否再进一步讲解 一味丹参，功同四物？癥瘕积聚与痈肿疮毒的关系如何等。对于这些看似"幼稚"的问题，要引起足够的关注和重视。要给学生讲清，有些病证术语具有相同或相似的含义，有时候只是避免重复而变换了表达方式，而有些功效术语即使只有一字之差，便会有程度的不同，深意和侧重点亦会明显不同。对于一些晦涩难懂的术语，要尽可能地在深刻"吃透"的基础上，使用更形象，更生活化、幽默的语言来阐释，充分调动学生的形象思维，将专有名词转化为可感知、可接受的形式，从而加深印象，促进理解和记忆。作为教师，可以鼓励学生探究课本上字里行间的精妙，但也要正确引导，避免学习理解时的机械和僵化。

【预估教学过程中可能出现的问题及解决预案】

1.对中医课程（中医基础理论、中医诊断学、中药学总论部分）的综合运用能力不高，不能将药物的特点与前学课程有机结合。这是各个专业、各个班级学习者的通病。学生修习过的各门课程，由于其在主观上怀有的功利性思想过强，即相当一部分学生往往将学期最终目标局限于考试通过，所以未能尽取课程的精华，知识在脑海里始终是碎片化的铺散，而不是系统化的整合，所以在分析具体药性时，往往"跟不上趟"，反应较慢。针对于此，教师在讲授章节重点（一类）药物的药性特征时，要

续表

适时地结合中医基础理论，遵循"先言正常、再讲病态"的原则，循序渐进地讲授某味中药的功用精髓，便于学生理解掌握。例如在讲述乳香功效时，可先引导学生复习基础理论中"气为血之帅""血为气之母""不通则痛""不荣则痛"等内容，而后将其与"辛香走窜，苦泄温通，主入心、肝经"的药性特征紧密结合，功用精髓的讲解便可收水到渠成之效。

2. 课堂节奏和气氛的把控。乳香的拓展内容较多，在讲授中不再将功效应用作为课堂的第一重点，而是主要介绍和阐释其文化内涵，这是课堂教学的一次大胆尝试。教师会准备许多"不一样"的、让学生耳目一新的素材，在语言表达上亦突出历史的厚重感与生动感，由此学习的兴趣会被极大激发和调动，课堂会比较活跃，学生的"话"会比较多，需要青年教师具备较强的课堂气氛把握能力，做到有开有合。在乳香的教学实践中，不反对所谓"喧闹的课堂"，因为这正是激发学习兴趣、培育探究精神、彰显文化情怀的重要手段。乳香一药，师生在课堂上，会"大有作为"，教师应鼓励学生自由结组、尽情发挥，紧紧围绕"丝路中药情"的主题，将查阅和学习的材料尽情分享，锻炼自己的语言表达能力，收获成就感。当然，作为教师，也应合理把握和掌控时间，在授课最后部分，即中医药在"一带一路"战略背景下意义的讲授中，应严肃认真、铿锵有力，满含深情地讲解，以坚定学生献身祖国医药卫生事业的决心和意志，将德育情怀渗透其中，使课堂气氛达到顶点。

续表

教学策略与方法

【教学策略】

1.坚持"节节有文化，堂堂有惊喜"的授课策略。"快乐课堂"的理念一直为笔者推崇和喜爱，并躬身实践，在讲授几乎每味重点药物时，都要**突显其**文化特征，以大纲要求为准绳、以历史为线索、以典故为依托、以绘声绘色的语言表达为手段，向学生立体化地呈现中药的药性特征和功用精髓。

2.在授课中突出形象和形态教学，降低"陌生感"。课本中涉及到的中医药学有关术语稍显晦涩难懂，有些甚至用"一板一眼"的程式化语言都难以讲清，再加上均为理科生的班级构成特点，会对学生的理解和记忆造成困扰。因此，教师可灵活地采取形态教学法，酌情延长中药饮片的讲解时间，给学生充分的感性意识，再适当运用"象思维"的模式，通过在黑板绘制简单示意图（画）的方式，配合生活化的描述，**让学生感到中药并不是"高高在上"，而是就在身边**。

3.临床与课堂相结合的病例分析。讲解完解表药每味药物的功用之后，可酌情列举临床真实病例，结合图片、视频展示表证患者的症状、舌脉等，启发学生自主分析具体证型及选用药物进行治疗。

4.PBL教学法。针对每一味药物的特点，设计相关问题，让学生分组讨论并解决问题、回答问题。

5.充分发挥互联网教学的优势，加强师生互动和自主学习能力的培养。

【教学方法】

讲授法：讲解主要课程内容，做到熟练清晰、有感染力，必要时运用肢体语言，给学生形成强烈的视听印象，深深将所学内容记在脑海里。

比较法：重在新旧药物的功效对比，求同存异，了然于胸。

PBL 法：恰到好处地提出有深度、值得思考的问题，分组讨论，集思广益。

演示法：通过多媒体课件、动画等形式，增强感性认识。

启发法：采用多种方式启发学生思维，调动学生学习的积极性和主动性。

教学模式和手段

【教学模式】

以讲授法为主，坚持"学生为主体，教师为主导"的原则，借助现代先进教育教学手段，采用 PPT、图片及板书相结合的形式组织互动教学模式。

【教学手段】

在充分运用多媒体课件、饮片实物与板书教学的同时，注重表达的技巧，争取"以语言取胜"，运用"文艺范儿"十足的语言为课堂增添诗意和激情。

在中药学各章节的教学中，多媒体呈现的视频或动画效果固然能吸引学生注意，但过多使用，必会弱化和冲淡教师的主导作用，对多媒体的过分崇尚和依赖会在一定程度上"埋没"教

续表

师的才华和风采。笔者始终认为，作为讲台上的"中心人物"，教师在课堂中应坚持"以语言取胜"的原则，不断锤炼和提升自身的语言表达水平，并针对中药学偏于文科的课程特点，用熟练、激情、亲切、睿智而充满诗意的语言感染学生、激励学生、鼓舞学生，持续带给他们惊喜和感动，使其获得专业知识和德育情感的双重收获，打造魅力十足的中药课堂。这要求中药学授课教师，尤其是青年教师博览群书，勤于积累，将优秀的素材及时添加于讲稿中，打造"韵味十足"的课堂。在药物的具体讲授内容上，涉及药用来源、特殊炮制手法、道地药材介绍等非重点环节，可以酌情引入微课资源，以发挥其"短小精悍、结构完整、生动直观"的特点。

教 学 基 本 内 容	**【导入新课】** ◆时长：1分钟 ◆授课内容：乳香的导入 ◆目标层次：了解 ◆设计与策略： 以生动传神、文采飞扬的语句开场，使学生耳目一新，充满惊喜与期待；在PPT的设计上，以辽阔的海洋为主色调，引导学生思考：海的那一边，曾经有多少神秘的国度？又会有多少丰富的物产？而后通过丝绸之路路线图、乳香树、乳香饮片的依次呈现，将学生带入丝路文明的千载荣光中，在

教学基本内容	极具文化背景和充满异域风情的气氛中，烘托和激发学习热情，顺利开启教学。 （本药的讲授，必须自始至终贯彻"以语言取胜"的原则，尽全力以精彩的、充满诗意与感染力的语言营造浓郁的课堂气氛，吸引学生、激励学生、鼓舞学生，始终占据学生情感的"制高点"） ◆**时长：2.5分钟** ◆**授课内容：乳香的来源、主产区及深厚文化内涵** ◆**目标层次：深入了解并体会** ◆**设计与策略：** 1.以儿时趣事为切入点，巧设情境、巧妙引入，介绍乳香的主产区（阿曼）及其形成过程，由此引出其药用来源及饮片特征。 2.以古今中外的名人轶事为切入点，通过介绍乳香在祭祀占卜、宗教祈福、美肌养颜、文化交流等领域的独特存在与效用，向学生渗透香药的广泛用途和深厚底蕴，并通过"南朝四百八十寺、多少楼台烟雨中"诗句名言，使学生感到豁然开朗、心情愉悦。 3.引入清代名医唐容川的名言："乳香、没药乃树脂，象人血，又香散，故可行血。"引导和启发学生将药物形态、来源与采收与其功效建立联系。 （启发法、讲授法）

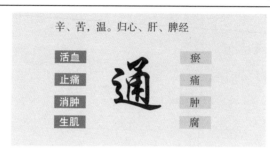

教学基本内容

◆时长：2分钟

◆授课内容：**乳香的药性及功效**

◆目标层次：**掌握**

◆设计与策略：

1.从辛、苦、温三字入手，以"通"字一言以蔽之，高度凝练药性特征的同时，为随后的"课程思政"内容埋下伏笔。

2.以历史典故及乳香别名"熏陆香"为切入点，引导学生说出"不通"后瘀、痛、肿、腐的四大表现，结合前学的中医基础理论及中药药性理论，深入分析后自然引出其主要功效。

3.本部分的讲授，可以根据中药学专业学生中医基础理论欠扎实的学情及能力特点，在乳香"以通为用"的阐示上，适当放慢速度、循循善诱，多多联系复习前学，务必使学生充分理解领会。

（启发法、讲授法）

续表

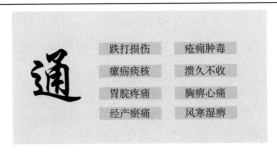

通　跌打损伤　疮痈肿毒　瘰疬痰核　溃久不收　胃脘疼痛　胸痹心痛　经产瘀痛　风寒湿痹

【用法用量】煎汤或入丸、散，35g，宜炮制去油。外用适量，研末调敷。

【使用注意】孕妇及胃弱者慎用。

◆**时长：**3.5 分钟

◆**授课内容：乳香的临床应用、用法用量及使用注意**

◆**目标层次：掌握**

◆**设计与策略：**

1. 从"伤"、"痛"二字入手，结合归经、引经据典，全面讲解乳香的临床应用及常见配伍。

（1）跌打损伤，配没药、血竭、红花。

（2）疮疡肿毒初起，局部皮肤红肿热痛，配没药、金银花、穿山甲。

（3）痈疽、瘰疬、痰核、肿块，配没药、麝香、雄黄。

（4）疮疡溃破，久不收口，配没药。

（5）胃脘疼痛，配没药、延胡索、香附。

（6）胸痹心痛，配丹参、川芎。

（左侧竖排）教学基本内容

教学基本内容	（7）痛经经闭，产后瘀阻腹痛，配当归、丹参。 （8）风寒湿痹，肢体麻木疼痛，配羌活、秦艽。 2. 简要点出乳香的用法用量及使用注意。 ◆时长：2分钟 ◆授课内容：乳香的"丝路中药情" ◆目标层次：熟悉并深切感知 ◆设计与策略： 此部分内容为本次课程思政微课的高潮之处，涵盖的信息十分丰富，需要授课教师具备广博专业的知识储备、热情饱满的语言表达和深沉厚重的人文情怀。 首先，以乳香的漫漫征途引出辉煌的丝绸之路；其次，通过介绍西北、西南、东北丝路的代表药材，展现丝路上的中医药交流盛况；再次，通过讲述"一带一路"战略的背景知识，点出中医药在国家富强、民族复兴伟大征程中的独特作用；最后，培育学生"树鸿鹄之志，做苍生大医"的情怀，努力实现振兴中华与实现理想的高度统一，将课堂气氛推向高潮！ （在本部分的讲授中，语速要快慢得当，声音要铿锵有力，唤起和激发学生心中的奉献精神、探索精神、传承精神、创新精神、工匠精神、人文精神）

续表

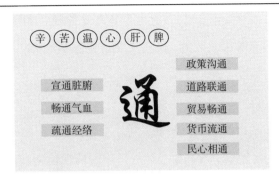

教学基本内容

◆**时长：**1.5 分钟

◆**授课内容：乳香之"通"与丝路之"通"**

◆**目标层次：熟悉并深切感知**

◆**设计与策略：**

此张PPT为本次课程思政微课的亮点。设计思路在于，以"通"字为桥梁，将乳香的药性实质与"一带一路"的核心要义巧妙集合，并通过"辛勤耕耘""吃苦耐劳""亲诚惠容""心心相印""肝胆相照""脾气相投"等巧妙的双关语，收获知识储备、专业记忆、能力拔高和情感升华的多重效果，在实际的授课实践中，起到豁然开朗和画龙点睛的作用，给学生以终生难忘的学习体验。

（PBL、启发、引导法）

【拓展学习】

书目：

1. 许晖 . 香料在丝绸的路上飘香 . 青岛：青岛出版社，2016.

续表

教学基本内容	2. 吕文利 . 丝路记忆 . 北京：人民出版社，2016. 3. 周晓菲，王致谱 . 民俗文化与中医学 . 北京：中国中医药出版社，2017. 论文： 1. 许经娟，顾瞻，张磊，等 . "一带一路"推动中医药科技创新发展世界科学技术——中医药现代化，2018，20（2）：183-187. 2. 夏时华 . 北宋时期路上丝稠之路乳香贸易总是探究 . 西北民族大学学报，2017（5）：117-124. ◆**时长：0.5 分钟** ◆**授课内容：拓展学习（参考书目及文献）** ◆**目标层次：了解（自学）** ◆**设计与策略：** **嘱学生课下自行查阅学习相关材料，撰写读书笔记。** 结束语：同学们！驼铃阵阵，羌笛悠悠，惊涛拍岸，风帆远扬。汉唐风韵仿佛还回荡在耳畔，陆海丝路的传奇故事似乎就在眼前。开放与包容才是求得进步的不二法门，吸纳与发展才是通向永恒的必由之路。我们的中药，正是在积极吸收外来天然药物的过程中，以中医理论为指导，博采众长、兼收并蓄，才有了无与伦比的丰富与博大。更加庆幸的是，在 21 世纪的今天，这条伟大的路，以厚积薄发的气势与底蕴，以更加昂扬自信的姿态，在东方智慧的指引下，再次来到世

续表

教学基本内容	界的中心。它款款走来，带着政策沟通、道路联通、贸易畅通、货币流通和民心相通的满满诚意与热情，必将会在人类文明的发展进程中，写下更加辉煌的诗篇！（豪情满怀地将课堂气氛推向顶峰，学生感觉意犹未尽、余音绕梁、若有所思）

总 体 教 学 风 格

语言优美，热烈激情，突出文化，彰显思政。

教学改革

1. 弘扬中药文化特色，打造魅力课堂。

中药学在教学中应秉承**"基础与临床并进""科学与人文交融"的授课理念**，教师应针对中药学偏文的课程特点，努力深挖中药背后的深厚内涵与人文情怀。中医药根植于博大精深、绚烂多彩的中华文明，具有文化内涵深厚、哲学义理深邃和文学情感深沉的特点。在课堂教学中，对中药文化的深刻认识和深入解读有助于学生全面细致地领会和掌握中药的药性特点和证治精髓，揭开中医学的神秘面纱，进一步提升中医药文化品位和艺术修养。在授课实践中，注重以全新的视角引领学习者深入了解中医药的文化特征，在具体药物的讲授中恰当地融入节庆风俗、"一带一路"、诗词歌赋、名人轶事、衣食住行、影视艺术等方面的"中药元素"，**融医、药、文、史于一体，在充分突显知识性、趣味性、艺术性的讲述中，深入剖析中药独特**

续表

的艺术语言、艺术形象和艺术意蕴，使学习者在丰富多彩、绚丽多姿的"中药文化殿堂"中，提升艺术品位与审美修养，弘扬和彰显中医药的博大精深和非凡魅力，极大地激发学生的学习热情，让学生深刻体会到每一味中药背后，都"**隐藏着生动的故事，蕴含着深刻的哲理，渗透着绵绵的情愫**"。

2. 巧妙运用象思维，提升学生理解能力，留下深刻课堂印象，增强记背效果。

笔者在教学实践中发现，运用传统的四气五味、性味归经、升降浮沉等药性理论对学生进行讲解时，随着药味数的不断增多，学生会普遍感到枯燥乏味、兴趣减退。此时，可运用中医学"取类比象"的思维方式，充分挖掘药物身上的"象"，即特征，在课堂中巧妙引导，可收耳目一新之效，会极大地激发学习热情，使学生深切体会古代医家别具一格的思维方式，从而更加深刻地领会药性精髓，活跃课堂气氛，增强记忆效果。

3. 将中药学课堂打造成为高等中医药院校德育（思政）教育的"新高地"

临床中药学虽属传统意义上的专业课，但药材众多、内容丰富，具有"多学科嵌套、多领域交织"的特点，融医、药、文、史于一体，其综合性、延展性和深刻性已远远超出教材界限，在当今以"课程思政"为时代背景和主体视角下的高教改革浪潮中，必将突显出独特的优势、韵味和魅力。

续表

中药学作为一门连结基础与临床的核心课程，在教学中应被赋予新的、更高层次的内涵，那就是**在教学中时时处处向学生培育的深入骨髓、融入血液的德育（思政）教育，"课程思政"的高效实施有助于培育和激发学生的爱国精神、奉献精神、传承精神、创新精神、"工匠"精神和人文精神，**需要师生双方共同努力，打造魅力课堂，使学生在中药学的课堂上感受到悬壶济世的责任感、盛世辉煌的自豪感、实战模拟的成就感和传承创新的使命感。如介绍我国著名医药学家孙思邈时，可自然地引入《备急千金要方》中的《大医精诚》篇，通过让学生高声朗读等形式使其深刻领会为医者"人命至重，有贵千金，一方济之，德逾于此"的悲悯情怀和严肃认真的职业操守；讲解止血药三七时，可讲述曲焕章创制"云南白药"的感人事迹，使学生敬仰一代药学家在救亡图存年代弥足珍贵的家国情怀，并内化于心；讲授理气药木香、沉香、檀香或开窍药麝香时，**可开设"丝路医药"专题板块，详细讲解以古代丝绸之路为媒介的中医药国际文化交流盛况，进而联系我国当今的"一带一路"重大战略，引导学生具备国际化大视野，思考中医药未来的传承与创新，**进一步增强自豪感，坚定专业自信，激励他们努力钻研、报效祖国。中药学的课程特点和现代教育教学技术的飞速发展为高校教师在专业能力、授课技巧、人文素养等方面提出了更高的要求。教师应以丰富恰当的素材引入、充满诗

续表

意的语言表达、耳目一新的课件设计构筑**精彩的课堂实践**，以**厚重灿烂的中药文化和兼收并蓄的专业侧重呈现非凡的听课体验**，以饱含深情的德育情怀实现**卓越的育人效果**，**精心打磨和呈现一堂堂精彩、非凡、卓越的中药课**。构成"精彩"、"非凡"与"卓越"的各个要素之间应是层层递进、相辅相成的。"精彩"是"非凡"与"卓越"的基础和保障，"非凡"是"精彩"与"卓越"的深入和彰显，"卓越"是"精彩"与"非凡"的升华和归宿。作为《中药学》的青年授课教师，**只有做到放下架子、踏下心来、俯下身去，授课技巧才能上去，德育水平才能上去，综合素质才能上去，才能让自己的课堂实现从"有意思"到"有意义"，再到"有情怀"的华丽进阶**。"课程思政"的融入是临床中药学教学改革的必然趋势和应有之义，将会赋予本课程新的内涵、生机与活力，**对于当代大学生坚持中国特色社会主义的"四个自信"，为实现中华民族伟大复兴的中国梦而不懈奋斗，具有重要的引领、激励和促进作用，亦能将本课程的理论和实践教学推向新的高度**。

教学测量与评价

基于文化要素的中药学授课效果反馈。

在授课过程中，质控小组将对全部教学环节和教学文件进行不定期的全程检查和督导，确保授课质量。在授课结束后，拟采用向学生发放调查问卷的方式，对课程的总体情况和受众满意

续表

度，尤其是学生对中药文化要素的渗透与讲解情况进行调研，以查找不足，认真总结，加以提高。

问卷中的具体问题拟设定如下：

1. 你是否对课程中的"文化要素"感兴趣？

2. 你是否认为提高了你对中药功用的识记能力？

3. 你是否认为课程中大量文化案例的引入，提高了授课的启发性？

4. 你是否认为中药文化要素及内涵的讲解给了你很多启迪和思索？

5. 你是否认为本学期《中药学》课程提升了你的中医药文化素养？

6. 你是否认为文化内涵的摄入与滋养使你对中药有了全新的认识？

7. 你是否认为中药文化内容的讲解提高了你的中药运用与临证能力？

8. 你对本学期《中药学》课堂授课效果评价如何？

请写出你对本学期《中药学》课程的意见和建议。

教学体悟

一、课程思政融入临床中药学课堂教学的可行性

临床中药学内容众多，包罗万象，为思政教育提供了广阔的发展空间、深厚的学科基础和坚挺的专业力量。本课程虽以药性

理论和功效应用为知识技能层面的学习重点，但因中医中药植根于悠久灿烂的中华文明，体现着古朴的哲学思想和至诚至爱的人文精神，渗透着古代医家在救死扶伤、治病疗疾、养生保健等方面的高超技艺和高尚情操，因而完全可以将课堂打造成思政和德育教育的"新高地"。教师应以扎实渊博的知识储备、丰富多元的素材资料、生动传神的语言表达，使学生意识到每味中药的背后，都"隐藏着一个生动的故事，蕴含着一种深刻的思想，彰显着一份别样的情怀"，从而深入挖掘中药背后"悲天悯人"的博爱情怀和"大医精诚"的济世精神，详细解读中药的艺术语言、艺术形象和艺术意蕴，使学生在充满"文艺范儿和文化范儿"的中药课中领略和体会中华医药文明的博大精深和非凡魅力。

二、继往开来、以行筑梦是课程思政素材遴选和课堂讲授的基本要求

在谈到课程思政时，习近平总书记强调，日常的教学实践中，任何一门课程都要"守好一段渠、种好责任田"。笔者认为，**中药学这门课的"责任田"就是：在教学中，通过大量真实案例的恰当引入，将讲授内容（中药）与中华传统文化、社会主义核心价值观和中华民族伟大复兴的中国梦紧密结合，春风化雨、润物无声。**

（一）以中药为视角，弘扬传统文化

文化是智慧族群的一切社会现象与内在精神的既有、传承、创

续表

造和发展的总和。中华民族的先人，为了生存与繁衍，在同大自然的搏斗中，自觉或不自觉地将中医药知识融入日常的衣食住行和社会生活的点点滴滴，经过千百年的积淀，形成了独特而悠久的中药文化，它博大精深、历久弥新，早已深深镌刻在国人的心中。在课堂讲授时，教师应不知不觉、由表入里、由浅入深地将传统文化要素缓缓植入于具体药物的介绍中，以文化这个"无形的手"，紧紧地抓住当代大学生那颗好奇求知的心，以本草为视角，将课堂打造成一场场精致优美的"中药文化之旅"。例如，在薏苡仁、竹茹、芡实等药的讲授时，可以深入解读中药与饮食文化的关联；在菊花、吴茱萸、艾叶、石菖蒲等药的剖析时，可以详尽阐明中药在节庆（民俗）文化中的深刻寓意；在牛膝、狗脊、虎杖、地龙等药的讲稿中，可以巧妙地加入中药与生肖文化的特殊情结；在桑叶、淡豆豉、泽泻等药的介绍中，可以揭示中药与农耕文化的千丝万缕；在甘草、三七、知母、当归等药的药性分析中，可以适时地做出中药对儒家文化的完美诠释……通过精心严谨的案例（药物）筛选、恰到好处的引入呈现、生动激情的语言表达，可为学生呈现一场场具有浓郁文化气息的视听课堂，使他们置身其中、流连忘返。

（二）以中药为底色，讴歌民族精神

民族精神是民族传统文化中维系、协调、指导、推动民族生存和发展的精粹思想，是一个民族生命力、创造力和凝聚力的集

续表

中体现。中华儿女在千年的生息繁衍和拼搏奋斗中，逐渐形成了鲜明而隽永的中华民族精神，构成了中华民族赖以生存和发展的强大纽带、支撑和动力，是创新社会主义先进文化的民族灵魂，亦是炎黄子孙的共同精神财富。在授课的过程中，可以充分结合讲授内容，以中药为背景和底色，着力向学生讴歌一味味本草背后蕴含的伟大民族精神，培育深沉的爱国情怀。例如，在《神农本草经》的讲述中，可以引入《淮南子·修务训》中"神农……尝百草之滋味，水泉之甘苦，令民知所避就……一日而遇七十二毒"的记载；在《本草纲目》的介绍时，可以突出强调明代药物学家李时珍博览群书，遍访四方，以身试药，不畏艰辛，历时廿七载编纂鸿篇巨著的伟大情怀，使学生将奉献精神和探索精神深驻心间。随着时间的推移和课程的不断深入，可向学生渗透：中药药用记载的不断扩充，药性理论的不断完善，临床用药的日趋成熟，都离不开一代又一代医药大家们的前仆后继和薪火相传，中医药才具有了生生不息的永恒魅力，这正是传承精神的生动写照。在讲述中药炮制部分时，可以通过介绍古法"九蒸九晒"地黄、何首乌、黄精及精心熬制阿胶的炮制过程，告诫学生"炮制虽繁，必不得省功夫；辅料虽贵，必不得短斤两"的古训，使学生将"工匠精神"铭记在心。在引入清热泻火药芦根时，可以借用诗经的名句"蒹葭苍苍，白露为霜"；在引入补虚药枸杞子时，可以吟诵唐代诗人刘禹锡的赞语"上品功能甘露味，还知一勺可延龄"，使学生在熟

续表

谙药物独特功效的同时，还可体会出深刻的人文精神。

（三）以中药为媒介，彰显社会主义核心价值观

作为当代中医药学子，肩负着中国特色社会主义建设者和接班人的重大历史使命，必须将社会主义核心价值观内化于心、外化于行。作为高校教师，必须要提高政治站位、加强自身修养、把握时代要求，以课堂为"主战场"，将社会主义核心价值观的深刻内涵与精神实质，寄寓到具体的中药讲解中，滋润学生心田，全面提升育人能力。如在教学实践中可向学生做以下灌输：我国中医药事业的欣欣向荣和蓬勃发展，正是经济腾飞、国家富强的生动体现。在课堂讲授、课间讨论与课后答疑环节，教师应放下架子、俯下身来，鼓励和激发学生的积极性和主动性，多与学生分享经验、交流情感，不断创新，教学相长，切实打造"共识、共享、共进"的"教学共同体"，并在其中身体力行地使学生感受到来自教师的民主气息和人文关怀。在对中药药性的讲述中，运用准确严谨、深入浅出、诙谐幽默、旁征博引的语言，使学生充分感受到文化与文明的魅力。在中药配伍"七情"的讲授中，向学生渗透：药之七情如人之七情，人与人的相处，应该多一分"相须相使"，少一分"相恶相反"，这正是团结友善的题中之义。在某些特定药物（如甘草、大枣等）的讲解中，向学生阐述：诸味药物，虽来源不一、药性各异，但在辨证论治的指导下，按照一定的治则治法组成方剂，分工明确、各司其职、并行不悖，共同发挥最佳的治疗作用，这恰

续表

恰是和谐统一的生动注解，也诠释了自由与法制的深刻内涵。在教学管理中，一视同仁、奖惩分明，尤其是在"形成性评价"的成绩测评上，坚持"谁用心、谁优秀"的原则，在充分激发学生首创精神的同时，使其处处感受到平等与公正的力量。在中药学的教学实践中，始终高擎爱国主义的伟大旗帜，通过激情澎湃的讲解，使学生深刻领会中医药"国粹"的无穷魅力，为"我是中国人"而在心中升腾起无限的骄傲和自豪。在中药炮制部分的讲述中，通过播放大型纪录片《本草中国》的经典片段，使学生领会到先师"炮制虽繁，必不敢省人工；品位虽贵，必不敢减物力"的敬业与诚信，从而将"工匠精神"深埋心中。借助中药背后的丰富与博大，在教师循循善诱的讲解中，让学生感到自己置身一个"有意义、有温度、有情怀"的课堂，收到"言有尽而意无穷"的绝佳授课效果。

（四）以中药为起点，牢记使命、筑梦前行

"中国梦是民族的梦，也是每个中国人的梦"。在中药学的授课中，应适时向学生灌输当代中医药大学生肩负的重大而光荣的历史使命，并指出凡事预则立，不欲则废，强调在每位同学的心中，都应该有个博学求源、厚德济世的梦，并通过勤求古训、博采众长、躬身实践来筑梦和圆梦，涓涓细流汇聚为滔滔江水，以自身的微薄之力为实现中华民族伟大复兴的中国梦和"中医药强国"的目标而不懈奋斗。在课堂教学中，应将"中国梦"

的阐示细化到具体药物背后的真实故事或史实中，这样才显得更自然、更贴切、更顺畅，避免使学生产生说教感。例如，在青蒿的讲解中，可以引入屠呦呦研究员及其团队的"抗疟梦"；在石膏的讲解中，可以引入近代河北名医郭可明及其团队的"抗瘟梦"；在全蝎、蜈蚣等的讲解中，可以引入中国工程院院士吴以岭教授及其团队的"通络梦"等。通过名医名家的真实案例，使学生在熟知药性的同时，深切意识到，有梦固然值得肯定，但筑梦的过程从来不是一帆风顺的，需要勤奋、勇敢、创新、协作的精神和奋斗终生的坚定信念，才能最终圆梦。中医药学是个伟大宝库，那么将"中国梦"的精神实质融入中药学，可以极大地激发学生的求知欲望与研究热情，使其在梦的感召与鼓舞下，触发灵感、确立目标、笃定前行。

三、课程思政融入临床中药学课堂教学的要求与策略

在中药学的课堂上谈理想、说奋斗、讲政治，不是一件容易的事，对主讲教师的思政水平和业务素质，都提出了极高的要求。但是不得不说，"课程思政"在专业课的融入，对于有效提升课堂教学效果，打造让学生"过目不忘、铭记一生"的"金课"，是毫无疑问的一步"绝招儿"。笔者认为，**要想在中药学的课堂上搞好"课程思政"，须坚持"懂、透、精、趣、情、德"的六字方针**。这六字方针，最早是由浙江大学数学系苏德矿教授提出，但延展至中药学的教学，依然十分适用。所谓"懂"，就是要明白，当代大学生的心理特点和认知期待：他们不喜欢

续表

平铺直叙，不喜欢平淡无奇，而是渴望听到"不一样"的中药课，而将思政内容巧妙融入，正好满足了这个需求。也就是说，要弄懂"课程思政"对提高中医药类课程教学效果的示范引领和巨大推动作用。在课程准备时，任课教师要自觉懂得深挖课程背后的思政元素，争取"次次有惊喜，课课有感动"，使自己的课堂像磁铁一样具有永恒的吸引力。所谓"透"，就是要讲透"课程思政"的深刻内涵，使学生入脑入心，而不是对案例的简单陈述和罗列。如在活血化瘀药乳香和没药的讲授中，专门设计"丝路中药情"专题，不仅要让学生明白教材中的许多中药均游走于"丝绸之路"，条件和时间允许的话，还要向学生简要介绍中医药文化对外交流盛况，尤其是中医药在"一带一路"国家战略中发挥的重要作用，进而激励学生刻苦学习、努力钻研，积极投身国家事业，抒写美丽人生；在止血药三七的讲授中，不仅要向学生讲述曲焕章创制云南白药的动人事迹，更重要的是引导学生透过事件本身，体会伟大药学家的高尚情怀，进而激励青年学子立大志、成大事，夯实和坚定"做好药，为中国"的高尚情怀。所谓"精"，就是对于"课程思政"的经典案例，要做到精心遴选、精彩呈现、精准讲授。思政案例要切实际、接地气，尽量选择广大学生耳熟能详的经典实例；还要注意观察学生的表情神态，恰当运用合适的课堂引入手法，始终吸引学生注意力；在课堂上，教师要热烈激昂、饱含深情，

续表

通过讴歌先进人物的优秀事迹，使学生在熟谙药性的同时，深切感受到榜样的力量，打造"有文艺范儿"的中药课。所谓"趣"，就是在语言表达上，要风趣幽默、寓教于乐，尽量避免严肃而生硬的说教，使学生能充分感受到轻松快乐。例如，在清热凉血药牡丹皮的讲解前，可现场吟唱名曲《牡丹之歌》，引导学生从歌词中体味药物的功用特征；再如，课程中后段可开设"动物世界"专题，通过引入文学作品中的形象语言，引导学生自主总结体会虫类药的药性特点。总之，增强趣味性，是提升中药学课堂美誉度的基本要求。所谓"情"，就是希望通过层出不穷的思政案例，使学生能充分体会一个个生动素材背后的热情、感情与温情，从而深深地爱上这门课程并全身心的为之付出，这也是"课程思政"融入中药学教学的出发点和落脚点。所谓"德"，就是将中药学课堂上的思政时间打造成为德育教育的新高地，例如，在讲授中药学发展史中的"神农尝百草"部分，点出远古仙人不畏艰险、造福苍生之德；在泻下药巴豆讲述时引入名医王肯堂与李中梓的佳话，强调名家大师襟怀宽广、互尊互敬之德；在紫苏子、白芥子和莱菔子讲授中，重点介绍《韩氏医通》的背景知识，引出古代名医的忠孝敬老、大爱无疆之德；在远志、麝香等药的讲授中，通过姜维、诸葛亮等历史人物的事迹，彰显先贤忠君爱国、建功立业之德。坚持并践行以上的"六字方针"，需要教师付出极大的时间、精力

续表

和心血，但我们始终坚信，这样的课堂，必定会让每位学子心驰神往、钟爱一生。

　　"课程思政"的融入是《临床中药学》教学改革的必然趋势和应有之义，将会赋予本课程新的内涵、生机与活力，对于当代大学生坚持中国特色社会主义的"四个自信"，为实现中华民族伟大复兴中国梦而不懈奋斗，具有重要的引领、激励和促进作用，亦能将本课程的理论和实践教学推向新的高度。

学习资源

【参考文献及推荐书目】

1. 张廷模.临床中药学讲稿.北京：人民卫生出版社，2014.

2. 徐树楠.中药临床应用大全.石家庄：河北科学技术出版社，1999.

3. 钟赣生.中药饮片辨识基本技能实训.北京：中国中医药出版社，2013.

4. 安铁生.话说中药：中华百草趣笔.上海：上海文化出版社，2010.

5. 严世芸.中医医家学说及学术思想史.北京：中国中医药出版社，2015.

6. 国家药典委员会.中国药典（一部）.北京：中国医药科技出版社，2012.

续表

【新生中药文化入学讲座】

为深入贯彻我校"以学生为中心"的教育教学理念，营造良好中医药文化氛围，突显"课程思政"在激发学习兴趣，坚定求学信念等方面的独特作用，自2017年开始，河北中医学院药学院便开展以"中药文化采菁"为题的新生入学专业教育讲座。由笔者长期担任此项活动的主讲教师，从创造性、整体性、趣味性、民族性、艺术性等角度对中药文化的特点与内涵进行了深入的讲解与阐释，主要内容包括："小米加步枪"的奥秘——中药与饮食文化，"往事知多少"的惆怅——中药与历史文化，"双双金鹧鸪"的深意——中药与影视文化，"一览众山小"的旷达——中药与诗歌文化，"赠我一支艾"的温暖——中药与民俗文化，"威名不虚传"的叹服——中药与名人文化，"迅疾如飞翼"的激情——中药与体育文化等。讲授风格幽默风趣、热情洋溢、深入浅出，一气呵成，课堂气氛热烈真诚、活跃融洽，使入学新生充分领略中医药的博大精深和非凡魅力，为增强民族文化自信、构建社会主义文化强国做出了积极而有益的尝试，收到了极佳的课堂效果，收到广大师生的一致肯定与好评。

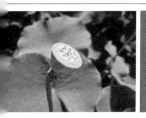

河北中医学院汉英双语教学设计（一）

	课程名称	中药学 Clinical Chinese Pharmacy	课程性质	专业（必修）课 Professional（compulsory）course
课程信息	使用教材	全国中医药行业高等教育"十三五"规划教材（钟赣生主编） Planning textbooks of national Traditional Chinese Medicine education for 13th Five-year plan with Zhong Gan-sheng as Compiler-in-Chief		
	授课章节	陈皮（双语） Chenpi（bilingual）	课时	2
	授课对象	2016级制药工程学专业本科 2016 undergraduates majoring in pharmaceutical engineering	设计者	刘宇 Liu Yu

续表

| 教学目标 | 【知识目标】

1. 了解理气药陈皮的来源和饮片特征。

2. **掌握**陈皮的性能特点。

3. **掌握**陈皮的功效及临床应用。

【Knowledge Objectives】

1. Make acquaintance with origin and unique features of specially prepared ready-to-use pieces of Chenpi——*qi*-regulating medicinal.

2. **Grasp** four natures and five flavors of Chenpi.

3. **Grasp** medicinal efficacies and clinical applications of Chenpi.

【能力目标】

1. 深刻领会"理气健脾"与"燥湿化痰"的实质含义。

2. 列举出业已学习过的善于疏理气机的中药。

3. 尝试用脏腑理论理解理气药的性能特点。

4. 初步熟悉"药食同源"之品的临床应用心法。

【Capability Objectives】

1. Thoroughly understand substantial significance of the principle "regulate *qi* and invigorate spleen" and "dry dampness and resolve phlegm" in clinical practice.

2. Name a few of above-studied drugs that can smooth *qi* movement. |

教学目标	3. Try to assimilate medical properties and characteristics of *qi*-requlating medicinal via the theory of five zang-organs.
	4. Primarily being familiar with clinical important experiences concerning the application of drugs of "homology between medicine and food".
	【情感目标】
	1. 中医药的非凡魅力——"它"就在你的身边：生活中的中药。
	2. "全身都是宝"的橘子！
	3. 橘——中医药文化的经典"符号"。
	4. 制药工程专业的"康庄大道"。
	【Emotional Objectives】
	1. Trully exceptional charms of Traditional Chinese Medicine——Chinese Materia Medica in your everyday life.
	2. Golden Orange——Being precious in the whole body!
	3. Chenpi——important representation of Traditional Chinese Medicine Culture.
	4. Bright future of pharmaceutical engineering.
	【学生知识结构分析】
	1. 中医基础理论、中医诊断学等课程中涉及的关于"气机""气滞"和"气逆"的内容（较为模糊，需要引导）。

续表

学情分析	2. 已经讲授的内容会对本章节的教学有所帮助和启示。 （解表药、清热药、化湿药） 【Knowledge Structure Analysis of Learners】 1. Contents related to the syndrome of "*qi* movement", "*qi* stagnation" and "adverse movement of *qi*" in courses such as Basic Theories and Diagnostics of Traditional Chinese Medicine. （impressions are relatively obscure and need guidance） 2. Drugs that have been studied may provide help and implications to the following ones such as medicines possessing functions of superficies-releasing, heat-clearing and damp-resolving. 【学生学习态度分析】 1. 学期过半，成就感与焦虑感并存。 2. 药物众多，记背及辨析困惑。 3. "理气"是个"常见词汇"，充满小期待。 4. 跟"气"有关的事情——益气、理气、降气、顺气、升气等。 （通过提示使学生有所感悟） 【Study Attitude Analysis of Learners】 1. Half of semester has passed amid mixed sensations of accomplishment and anxiety. 2. Huge amount of drugs give rise to difficulty in differentiation and mastery.

续表

3. Regulating *qi* is so common for TCM physicians, triggering tiny expectations.

4. As far as "*qi*" is concerned——strengthening, regulating, downbearing, soothing, upbearing.(Thought-provoking process is encouraged through specially-designed hints)

【教学过程中问题的预估与解决预案】

1. 理科生记忆能力稍差，学习的内容逐渐增多而造成的困惑与疑虑。

鼓励为主，使学生坚定信心，做好知识梳理与课前预习。

2. 理气药功效的多样性对知识的综合运用造成一定困难。

这是个共性问题，在讲授中"求同存异"，注意药物的横向对比，围绕"病机十九条""气为血之帅，血为气之母"等基础理论展开论述。

【Estimations and Solutions Concerning Teaching Process】

1. Confusion and doubts caused by relatively poor memory and increasingly difficult drugs among students of science.

Encouragement should be put first as to strengthen confidence through effective carding and pre-class preparation.

2. Muiltyformity of functions of *qi*-regulating Medicinal may result in difficulty in comprehensive governance of studied drugs.

学
情
分
析

续表

学情分析	It really is a common problem. Essential principle of "seeking common ground while reserving differences" should be highlighted, laying emphasis on horizontal comparison among drugs. For teachers, any discussions concerning this chapter should be understandably oriented in the basic theory of "**qi is the commander of blood**", "**Blood is the mother of qi**", "**nineteen guiding rules of pathogenesis**", sentences coming from **Huangdi's Inner Classic of Medicine**.
教学重点难点	【教学重点】 1.陈皮的药性分析。 2.陈皮的临床应用。 【Key Teaching Points】 1.Analysis on properties of Chenpi. 2.Clinical applications of Chenpi. 【教学难点】 1."气机"与"理气"的深刻含义。 2.运用中药药性理论分析陈皮的特点和临床应用。 3.气病的综合诊疗策略。 4.药食同源之品的特殊治疗作用。 【Teaching Difficulties】 1. Profound definitions of "qi movement" and "qi regulation".

续表

	2. Explanation and analysis of unique features and characters of Chenpi via pharmacological theories of Traditional Chinese Medicine.
	3. Comprehensive diagnostic and treatment strategies of *qi* disorder syndromes.
	4. Special clinical efficacies of drugs of "homology between medicine and food".
教学重点难点	【对策】 1. 嘱学生课前预习中医基础理论与中医诊断学中涉及气、血、精、津液的相关内容，做到心中有数。 2. 嘱学生课前查阅和了解木香橘核丸、健脾五味丸、蛇胆陈皮散等方剂。 3. 鼓励与引导学生查阅历代医家关于理气药的经典论述，使陈皮的讲解水到渠成，产生极大的吸引力与感召力。 4. 适当将陈皮的功效与现代药理研究相联系。 5. 在陈皮的课件设计上力求简洁、灵动，有深度，迅速吸引学生注意力，极大激发学习热情。 6. 以 PBL 教学为导向，不断设置问题情境，使学生在讨论与思索中提升独立自主分析问题和解决问题的能力。 7. 在讲授中不断渗透不同章节中具有相同或相似功效药物的比较学习，使学生对所学药物融会贯通，应用自如，提升学习成就感。

续表

教学重点难点	8. 教师在本节授课中要充分准备、热情饱满、全情投入，以"语言取胜"，展现风采。 【Strategies】 1. Demand students to make provisions to knowledge involving *qi*, blood, essence and body fluids in Basic Traditional Chinese Medicine Theories and Diagnostics in order to get familiar with what will be studied. 2. Recommand students of prescriptions such as Muxiang and Juhe Pill, Spleen-invigorating Pill, Shedan and Chenpi Powder, etc. 3. Encourage students to learn and understand classical discussions concerning applications of *qi*-regulating drugs by ancient great TCM masters, so as to make explanations of Chenpi more natural and smooth, generating considerable attraction and charisma. 4. Relate functions of Chenpi with modern western pharmaceutical researches. 5. Try to design the PPTs of Chenpi concisely, cleverly and profoundly in order to fascinate the attraction of learners and stir their enthusiasms. 6. Entire teaching practice should be PBL-oriented in order to improve their capabilities of independently analyzing and find answers through teamwork and individual thinking.

续表

教学重点难点	7. Penetrate different drugs of different chapter but having identical of similar functions while teaching, helping the students create frames of knowledge and raise their sense of accomplishment. 8. Thorough and substantial preparation should be a must as to make the lecture fantastic and outstanding through emotional and powerful language performance.
教学策略方法手段	【教学策略】 采用替代式教学策略与产生式教学策略相结合的方式，**激昂热情、绘声绘色**地组织本部分内容的教学。将中药文化融入授课进程，提升学习者的中医药文化综合素质和"软实力"。 【Teaching Strategies】 A combination of substitutional and productive teaching strategy ought to be applied in this lesson. Elements bearing unique features of traditional Chinese cultures should be effectively introduced in teaching process, aiming to upgrade compressive qualities and "soft powers" of learners. 【教学方法】 **讲授法**：讲解主要课程内容，做到熟练清晰、有感染力，必要时运用肢体语言，给学生形成强烈的视听印象，深深将所学内容记在脑海里。

续表

教学策略方法手段	**比较法**：重在新旧药物的功效对比，求同存异，了然于胸。 **PBL 法**：恰到好处地提出有深度、值得思考的问题，分组讨论，集思广益。 **演示法**：通过多媒体课件、动画等形式，增强感性认识。 **启发法**：采用多种方式启发学生思维，调动学生学习的积极性和主动性。 【Teaching Methods】 **Method of lecture:** linguistic explanation of drug and contents must be clear and impressive. Several body languages could be implemented to make strong impressions to students, if it is possible. **Method of comparison:** make differential summary of "similar" drugs. **Method of PBL:** appropriate and meaningful question-raising practices should be of highly significance and group discussions could be encouraged. **Method of displaying:** perceptual knowledge could be achieved through PPTs and cartoons. **Method of enlightenment:** Inspiration of initiative and creativity should be triggered via so manyforms.

续表

教学策略方法手段	【教学手段】 采用多种教学手段：PPT、板书、动画、视频等，与教学策略与教学方法相辅相成、互相促进，有效提升课堂教学质量。 Multiple above-mentioned teaching methods, such as PPT, black-board writing, cartoon and video, should be interrelated and inter-promoted to elevate teaching quality.
教学基本内容	依据本学科具体授课内容按知识点进行设计 **1. 导入课程：** 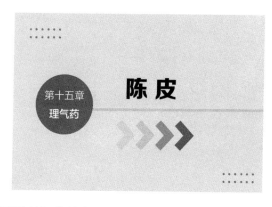 （1）回顾理气药的含义、作用及适应证。 （2）引出新药——陈皮。 **1. Introduction of new content:** （1）Retrospective summary of qi-regulating medicinal: definition, functions and clinical indications. （2）Introduction of new medicinal: Chenpi.

续表

教学基本内容	**设计与策略：** （1）食物图片，吸引注意力，产生好奇，指出其"味悦人口，色悦人目，气悦人鼻，誉悦人耳"的特点。 （2）指出陈皮是又一味药食同用之品，回忆前述的分散在各章节中的类似药，引发思考。PBL提出问题：又是一个"直接吃"的中药吗？（语言要幽默，激发兴趣） **Design and Stategy:** （1）Food pictures in order to attract attention and raise curiosity, pointing out its unique fame. （2）Indication——another kind of drug of "homology between medicine and food". Recall above-mentioned "similar" drugs to engender thinking. Method of PBL: another directly-administered drug? **2. 目录：** **目录** ★ 一　药物来源 ★★ 二　性能特点 ★★★ 三　功效应用 ★★ 四　关于"橘子"

续表

教学基本内容	讲授法介绍本次课程基本内容，并指出了解、熟悉与掌握的能力层级和要求。 **2. Informative Abstract**： Method of lecture: introduce major components of this lesson and clearly point out required demands of knowing, well-informed and mastery. **设计与策略**： （1）清晰明确重点和难点——功效应用。 （2）提出问题：可作为中药的水果主要有哪些？ （3）在"关于橘子"题目下，提出橘核、橘络、橘叶、化橘红，供学习者思考。 Design and Stategy: （1）Clearly speaking out important and difficult points——functions and clinical application. （2）PBL and discussion: are there any fruits that can "transform" itself into Traditional Chinese Medicine drugs? （3）Under the theme of "something about orange", the teacher put forward of many drugs affiliated on orange. 橘核: It is dried ripe seed of *citrus reticulata blanco* and its cultivated varieties.

续表

橘络：It is the dried pith of *citrus reticulata balnco* and its cultivated varieties.

橘叶：It is the leaf of *citrus reticulata balnco*.

化橘红：It is the dried outer pericarp of the immature of *nearly mature fruits of citrus grandis tomentosa*.

3. 药物来源：

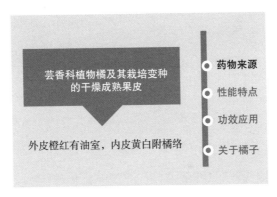

讲授法介绍陈皮的药物来源，引导学生总结出"外皮橙红有油室，内皮黄白附橘络"的辨识要点。

3. Origin of Chenpi：

Method of lecture: introduce origin of Chenpi and point out characters of this drug: Orange red in surface with oil cavity and yellow white internally affiliated with tangerine pith.

续表

4.性能特点：（重点）

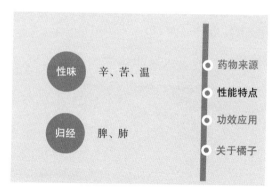

（1）讲授法讲解陈皮的药性特征，引导学生深刻领会"辛""苦""温""肺""脾"等字词的深层含义。

（2）PBL：脾、肺在气机调节及水液代谢中的重要作用和对"脾为生痰之源""肺为贮痰之器"的理解。

4. Medical Properties of Chenpi（Important Point）：

（1）Method of lecture is implemented to explain the pharmaceutical features of Chenpi in Traditional Chinese Medicine, aiming to let learners deeply and further master the underlying definition and significance of the following words: pungent, bitter, warm, lung and spleen meridians.

（2）PBL: Roles of lung and spleen in the human process of *qi* regulation and water metabolism. Understanding of the following sentences: Spleen is the source of phlegm production and lung is cavity for phlegm storage.

教学基本内容

续表

5. 功效及应用（一）：（重点）

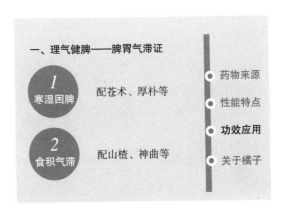

运用启发式教学，采取讲授法、提问法、讨论法解释陈皮理气健脾的功效，可治疗多种脾胃气滞证。

（1）寒湿困脾：配苍术、厚朴等。

（2）食积气滞：配山楂、神曲等。

5. Medical Properties and Clinical Efficacies of Chenpi（1）（Important Points）：

Discovery method of teaching is implemented, together with several ways such as direct explanation, raising problems and organizing discussions to illustrate the function of regulating *qi* and invigorating spleen, for the treatment of gastrointestinal *qi* stagnation syndromes.

（1）For damp-coldness obstructing the middle energizer: in combination with Cangzhu and Houpo, etc.

续表

（2）For *qi* stagnation caused by excess food intake: in combination with Shanzha and Shenqu, etc.

设计与策略：

（1）以《黄帝内经》"升降初入，无器不有"为切入点，回顾气滞的致病特点和主要表现。

（2）结合陈皮的性味归经阐述其行气、除胀、燥湿"三合一"的突出功效。

（3）提问法，结合 PPT 列举常用治"气"之药。

Design and Stategy:

（1）Take the sentence coming from Huangdi's inner classic of medicine "in all visible things, *qi* ascends, descends, goes out and comes in" as breakthrough point and make a short revision of major pathologic features and clinical manifestations of *qi* stagnation.

（2）Explain functions of Chenpi of "three in one": regulating *qi*, resolving dampness and expelling fullness sensation, according to its natures, flavors and meridian tropisms.

（3）Raise questions to sort out drugs in charge of *qi*-related diseases with the help of PPT displaying.

续表

教学基本内容	**6. 功效及应用（二）：（重点）**

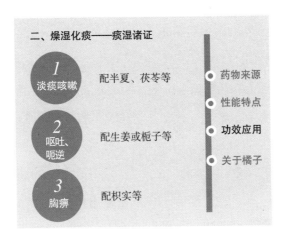

运用形态教学，采取讲授法、提问法、讨论法解释陈皮燥湿化痰的功效，可治疗痰湿诸证。

（1）湿痰咳嗽：配半夏、茯苓等。

（2）呕吐、呃逆：配生姜或栀子等。

（3）胸痹：配枳实等。

6. Medical Properties and Clinical Efficacies of Chenpi（2）（Important Points）：

Morphological method of teaching is implemented, together with several ways such as direct explanation, raising problems and organizing discussions to illustrate the function of drying dampness and resolving phlegm, for the treatment of several forms of retention of dampness.

教学基本内容	（1）for cough due to dampness and phlegm: in combination with Banxia and Fuling. （2）for vomiting and nausea : in combination with Shengjiang or Zhizi. （3）for chest Bi-syndrome: in combination with zhishi. **设计与策略：** （1）以"百病多由痰作祟"为切入点，结合陈皮药性阐述其作为"痰证要药"的特点。 （2）提问法，结合PPT列举常用化痰药。 **Design and Stategy:** （1）Take the sentence "phlegm is the culprit of all diseases" as breakthrough point and make detailed explanation on why Chenpi is viewed as essential medicinal concerning phlegm. （2）Raise questions to sort out common wind-damp-removing drugs with the help of PPT displaying. <u>"功效与应用"部分预计讲授时间为10分钟。</u> <u>About 10 minutes for medical properties and clinical efficacies.</u>

续表

教学基本内容	7. 关于橘子——陈久者良： 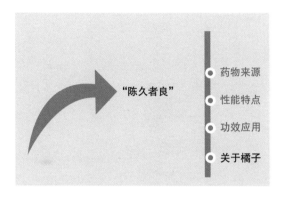 （1）以药性理论为核心，采取提问法、讨论法解释"陈久者良"的含义。 （2）介绍其他"陈久者良"的中药——艾叶、半夏。 **7. Something about Orange（"Those Deposited for Long Time Being Considered as Excellent"）:** （1）Based on traditional Chinese pharmacological theories and together with several ways such as raising problems and organizing discussions, the teacher should try to illustrate why it is better to be peeled and sliced to dry in the sunshine or in low temperature. （2）Introduction of other two drugs that are better to be deposited for quite a long time: Aiye and Banxia.

续表

教学基本内容	**8. 关于橘子——全身都是宝：** 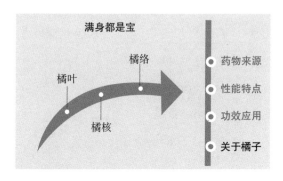 （1）简要介绍橘叶、橘核和橘络的作用。 （2）PBL：同出一物的中药。 **8. Something about Orange（"All the Body Being Reputed as Rreasures"）：** （1）Brief introduction of Juye, Juhe and Juluo. （2）PBL：drugs that come from one same origin. **9. 关于橘子——橘泉与杏苑：** 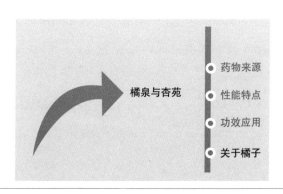

续表

教学基本内容	讲授法介绍"橘泉"与"杏苑"的典故，提升学生文化素养，增强对学校的热爱，坚定学习中医药的信心和力量。 **9. Something about Orange（"Juquan and Xingyuan"）:** Method of lecture is implemented to introduce classical allusions of orange and apricot that involve two famous Traditional Chinese Medicine master Su Dan and Dong Feng, aiming to deepen students' love over our university and strengthen their confidence and power to devote themselves to the undertaking of TCM. "关于橘子"部分预计讲授时间为 5 分钟。 5 minutes for medical properties and clinical efficacies. **10. 思考题：** 思考题 1. 如何理解"药食同源"。 2. 治疗痰饮病的常用药物功效鉴别。 形成性评价
板书设计	Chenpi Medical Properties: Bitter, pungent and warm; relates to lung and spleen meridians

续表

板书设计	Medical Efficacies: Regulate *qi* and invigorate spleen **要"陈"才能"真"** Dry dampness and resolve phlegm
教学测量与评价	**采用形成性评价的方法，考核学生学习效果。** 1.课堂教学中随机提出问题，测试学生对知识点的掌握情况。 2.课下计分作业：陈皮的现代研究进展。 3.课上专题讨论：理气药的应用。 4.撰写陈皮的学习笔记。 5.考勤记录。
教学测量与评价	Formative evaluation has been carried on to check study effects. 1. Random question-raising 2. After-class work: Chenpi's modern research 3. Seminar: clinical functions of *qi*-soothing drugs 4. Study notes of Chenpi 5. Work attendance checking syste
学习资源	网络资源：中国知网（CNKI）。 参考书目： 1.张廷模.中药功效学[M].北京：人民卫生出版社，2013. 2.王满恩.中药功效"快快"记忆法[M].北京：化学工业

续表

学习资源	出版社，2015. 3. 国家药典委员会. 中国药典 [M]. 北京：中国医药科技出版社，2020.
教学反思	**1. 课堂状况** 理气药是《中药学》各论部分的重点内容。从以往的教学经验来看，学生对此章内容的学习热情高，药物配伍、临床病例、PPT、视频、分组讨论都能有效带动学生的学习兴趣，使学生的整个听课过程都注意力集中，兴致勃勃。 **2. 双语教学** 《中药学》中英双语教学实践在我校开展较少，未大胆地尝试，尚缺乏经验，需要进一步改革和完善。本次授课教师语言及板书为英语（大部分），PPT课件为汉语。在讲授中，一些关键的词句以中、英文先后讲授为宜。学生课前预习和教师备课的水平高低将在很大程度上决定讲授效果的优劣，需要准备单词卡。不少学生对《中药学》双语教学较为感兴趣，感到虽有难度，但激发了学习和探索的兴趣，期待收到较好的效果。
	1. Genaral Status *Qi*-regulating medicinal is quite important and crucial in Traditional Chinese Pharmacy. Students have shown great enthusiasm about them. Effective methods may elevate their interests in study, such as introductions of PPTs, videos, clinical

续表

教学反思	cases, group discussions, etc. 2. Bilingual Teaching Bilingual teaching in Clinical Chinese Pharmacy is rare in our university. It is a brave attempt that may be lacking in experiences and need further improving. The level of preparation of both teachers and learners will have a vital say in effects of bilingual classes. Most students are curious and interested in this type of teaching, admitting its unique and promising effects in triggering enthusiasms despite some difficulties ahead. They are looking forward to a bright future in bilingual study.

河北中医学院汉英双语教学设计（二）

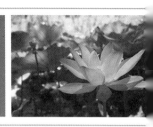

课程信息	课程名称	中药学 Clinical Chinese Pharmacy	课程性质	专业（必修）课 Professional（compulsory）course	
	使用教材	全国中医药行业高等教育"十三五"规划教材（钟赣生 主编） Planning textbooks of national Traditional Chinese Medicine education for 13th Five-year plan with Zhong Gan-sheng as Compiler-in-Chief			
	授课章节	地龙（双语） Dilong（bilingual）	课时	2	
	授课对象	2016级制药工程学专业本科 2016 undergraduates majoring in pharmaceutical engineering	设计者	刘宇 Liu Yu	

续表

教学目标	【知识目标】 1. 了解息风止痉药地龙的来源和饮片特征。 2. **掌握**地龙的性能特点。 3. **掌握**地龙的功效及临床应用。 【Knowledge Objectives】 1. Make acquaintance with origin and unique features of specially prepared ready-to-use pieces of Dilong. 2. **Grasp** four natures and five flavors of Dilong. 3. **Grasp** medicinal efficacies and clinical applications of Dilong. 【能力目标】 1. 深刻领会"息风止痉"的实质含义。 2. 列举出业已学习过的虫类中药。 3. 尝试用"象思维"理解中药的性能特点。 4. 初步熟悉虫类药的临床应用心法。 【Capability Objectives】 1. Thoroughly understand substantial significance of wind-extinguishing and spasms-stopping method in clinical practice. 2. Name a few of above-studied animal Traditional Chinese Medicine drugs. 3. Try to assimilate medical properties and characteristics via the theory of "image thinking".

教学目标	4. Primarily being familiar with clinical important experiences concerning the application of animal drugs . 【情感目标】 1. 中医药的非凡魅力——世间万物皆入药。 2. 溶栓之王——蚓激酶。 3. 制药工程专业的"康庄大道"。 【Emotional Objectives】 1. Trully exceptional charms of Traditional Chinese Medicine——Nothing is impossible in Chinese Materia Medica. 2. King of thrombolysis——Lumbrukinase. 3. Bright future of pharmaceutical engineering.
学情分析	【学生知识结构分析】 1. 中医基础理论、中医诊断学等课程中涉及的关于"肝风内动"的内容（较为模糊，需要引导）。 2. 已经讲授的内容会对本章节的教学有所帮助和启示。 （清热药、祛风湿药、利水渗湿药） 【Knowledge Structure Analysis of Learners】 1. Contents related to the syndrome of "internal stirring of liver wind" in courses such as Basic Theories and Diagnostics of Traditional Chinese Medicine. (impressions are relatively obscure and need guidance)

续表

学情分析	2. Drugs that have been studied may provide help and implications to the following ones such as medicines possessing functions of clearing heat, expelling wind-dampness and alleviating edema. 【学生学习态度分析】 1. 学期过半，成就感与焦虑感并存。 2. 药物众多，记背及辨析困惑。 3. "平肝息风"是个常见词汇，充满小期待。 4. 跟"风"有关的事情——风寒、风热、风湿、风痰、破伤风等。（通过提示使学生有所感悟） 【Study Attitude Analysis of Learners】 1. Half of semester has passed amid mixed sensations of accomplishment and anxiety. 2. Huge amount of drugs give rise to difficulty in differentiation and mastery. 3. Liver-pacifying and Wind-extinguishing is so common for TCM physicians, triggering tiny expectations. 4. As far as "wind" is concerned——wind-cold, wind-heat, wind-dampness, wind-phlegm and lockjaw.(Thought-provoking process is encouraged through specially-designed hints) 【教学过程中问题的预估与解决预案】 1. 理科生记忆能力稍差，学习的内容逐渐增多而造成的困

续表

学情分析	惑与疑虑。 鼓励为主、坚定信心，做好知识梳理与课前预习。 **2.平肝息风药功效的相对单一性造成的学习热情保持困难。** 这是个共性问题，在讲授中"求同存异"，注意药物的横向对比，围绕**"诸风掉眩，皆属于肝"**等基础理论展开论述。 【Estimations and Solutions Concerning Teaching Process】 **1. Confusion and doubts caused by relatively poor memory and increasingly difficult drugs among students of science.** Encouragement should be put first as to strengthen confidence through effective carding and pre–class preparation. **2. Unilateralism of functions of Liver-pacifying and Wind-extinguishing Medicinal may result in difficulty in maintenance of enthusiasm.** It really is a common problem. Essential principle of "seeking common ground while reserving differences" should be highlighted, laying emphasis on horizontal comparison among drugs. For teachers, any discussions concerning this chapter should be understandably oriented in the basic theory of **"all wind with shaking and dizzy vision is ascribed to liver", sentence coming from Huangdi's Inner Classic of Medicine.**

续表

教学重点难点	【教学重点】
	1. 地龙的药性分析。
	2. 地龙的临床应用。
	【Key Teaching Points】
	1. Analysis on properties of Dilong.
	2. Clinical applications of Dilong.
	【教学难点】
	1. "风证" 与 "息风止痉" 的深刻含义。
	2. 运用中药药性理论分析地龙的特点和临床应用。
	3. 风证的综合诊疗策略。
	4. 虫类药的特殊治疗作用。
	【Teaching Difficulties】
	1. Profound definitions of "wind syndrome" and "pacify wind and extinguish spasm".
	2. Explanation and analysis of unique features and characters of Dilong via pharmacological theories of Traditional Chinese Medicine.
	3. Comprehensive diagnostic and treatment strategies of wind syndromes.
	4. Special clinical efficacies of animal drugs.
	【对策】
	1. 嘱学生课前预习中医基础理论与中医诊断学中涉及风证、

续表

	热证及喘证的相关内容，做到心中有数。
教学重点难点	2. 嘱学生课前查阅和了解通心络胶囊、复方地龙胶囊、蚓激酶肠溶片等药物。
	3. 鼓励与引导学生查阅国医大师朱良春关于虫类药的经典论述，使地龙的讲解水到渠成，产生极大的吸引力与感召力。
	4. 适当将地龙的功效与现代药理研究相联系。
	5. 在地龙的课件设计上力求简洁、灵动，有深度，迅速吸引学生注意力，极大激发学习热情。
	6. 以 PBL 教学为导向，不断设置问题情境，使学生在讨论与思索中提升独立自主分析问题和解决问题的能力。
	7. 在讲授中不断渗透不同章节中具有相同或相似功效药物的比较学习，使学生对所学药物融会贯通、应用自如，提升学习成就感。
	8. 教师在本节授课中要充分准备、热情饱满、全情投入，以"语言取胜"，展现风采。
	【Strategies】
	1. Demand students to make provisions to knowledge involving wind syndrome, heat syndrome and asthma in Basic Traditional Chinese Medicine Theories and Diagnostics in order to get familiar with what will be studied.
	2. Recommend students of drugs such as Tongxinluo Capsule, Compiled

续表

教学重点难点	Dilong Capsule, Lumbrukinase enteric coated tablet, etc. 3. Encourage students to learn and understand classical discussions concerning applications of animal drugs by great modern TCM master Zhu Liangchun, so as to make explanations of Dilong more natural and smooth, generating considerable attraction and charisma. 4. Relate functions of Dilong with modern western pharmaceutical researches. 5. Try to design the PPT of Dilong concisely, cleverly and profoundly in order to fascinate the attraction of learners and stir their enthusiasms. 6. Entire teaching practice should be PBL-oriented in order to improve their capabilities of independently analyzing and find answers through teamwork and individual thinking. 7. Penetrate different drugs of different chapter but having identical of similar functions while teaching, helping the students create frames of knowledge and raise their sense of accomplishment. 8. Thorough and substantial preparation should be a must as to make the lecture fantastic and outstanding through emotional and powerful language performance.

续表

教 学 策 略 方 法 手 段	**【教学策略】** 采用替代式教学策略与产生式教学策略相结合的方式，**激昂****热情、绘声绘色**地组织本部分内容的教学。将中药文化融入授课进程，提升学习者中医药文化综合素质和"软实力"。 **【Teaching Strategies】** A combination of substitutional and productive teaching strategy ought to be applied in this lesson. Elements bearing unique features of traditional Chinese cultures should be **effectively** introduced in teaching process, aiming to upgrade compressive qualities and "soft powers" of learners. **【教学方法】** **讲授法**：讲解主要课程内容，做到熟练清晰、有感染力，必要时运用肢体语言，给学生形成强烈的视听印象，深深将所学内容记在脑海里。 **比较法**：重在新旧药物的功效对比，"求同存异"，了然于胸。 **PBL 法**：恰到好处地提出有深度、值得思考的问题，分组讨论，集思广益。 **演示法**：通过多媒体课件、动画等形式，增强感性认识。 **启发法**：采用多种方式启发学生思维，调动学生学习的积极性和主动性。

教学策略方法手段	【Teaching Methods】 **Method of lecture:** linguistic explanation of drug and contents must be clear and impressive. Several body languages could be implemented to make strong impressions to students, if it is possible. **Method of comparison:** make differential summary of "similar" drugs. **Method of PBL:** appropriate and meaningful question-raising practices should be of highly significance and group discussions could be encouraged. **Method of displaying:** perceptual knowledge could be achieved through PPT and cartoons Method of enlightenment: Inspiration of initiative and creativity should be triggered via so manyforms. 【教学手段】 采用多种教学手段：PPT、板书、动画、视频等，与教学策略与教学方法相辅相成、互相促进，有效提升课堂教学质量。 Multiple above-mentioned teaching methods, such as PPT, black-board writing, cartoon and video, should be interrelated and inter-promoted to elevate teaching quality.

续表

依据本学科具体授课内容按知识点进行设计

1. 导入课程：

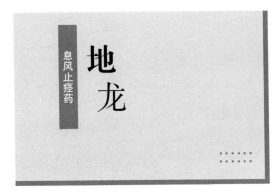

（1）回顾息风止痉药的含义、作用及适应证。

（2）引出新药——地龙。

1. Introduction of New Content:

（1）Retrospective summary of wind-extinguishing and spasms-stopping medicinal: definition, functions and clinical indications.

（2）Introduction of new medicinal: Dilong.

设计与策略：

（1）卡通图片，吸引注意力，产生好奇。

（2）指出地龙是又一味动物药，回忆前述的分散在各章节中的动物药，引发思考。PBL提出问题：小动物们都有啥"绝招"？（语言要幽默，激发兴趣）

教
学
基
本
内
容

Design and Stategy:

（1）Cartoon pictures in order to attract attention and raise curiosity.

（2）Indication——another kind of animal drug. Recall above mentioned animal drugs to engender thinking. Method of PBL: What are the "unique skills" of these small creatures?

2. 内容提要：

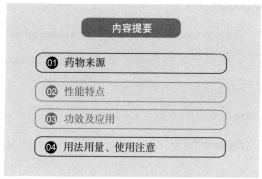

讲授法介绍本次课程基本内容，并指出了解、熟悉与掌握的能力层级和要求。

2. Informative Abstract：

Method of lecture: introduce major components of this lesson and clearly point out required demands of knowing, well-informed and mastery.

续表

<table>
<tr>
<td rowspan="2">教学基本内容</td>
<td>

设计与策略：

（1）清晰明确重点和难点——功效应用。

（2）提出问题：虫类药的性能特征主要有哪些？

Design and Stategy:

（1）Clearly speaking out important and difficult points—functions and clinical application.

（2）PBL and discussion: chief functional characters of animal drugs.

3. 药材来源：

药物来源

矩蚓科动物参与毛蚓、通俗环毛蚓、威廉环毛蚓或栉盲环毛蚓的干燥体。

蚯蚓入药称地龙，全体环纹气味腥

讲授法介绍地龙的药物来源，引导学生总结出"全体环纹气味腥"的辨识要点。

3. Origin of Dilong:

Method of lecture: introduce origin of Dilong and point out characters of this drug:

Orbicular stripes filling whole body and fishy smell.

</td>
</tr>
</table>

续表

教学基本内容	**4. 蚯蚓的灵感之一：** 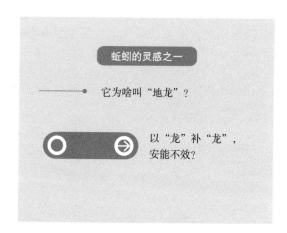 讲授法介绍地龙得名的由来，活跃课堂气氛，激发学习兴趣。 **4. Inspiration of Dilong（1）：** Method of lecture: introduce the interesting history of Dilong's naming to motivate atmosphere and trigger enthusiasm. **设计与策略：** （1）PBL：提出问题——它为何叫"地龙"，而后引入蚯蚓与赵匡胤的典故，语速柔和，娓娓道来。 （2）通过讲述，建立对地龙功用的初步印象。 Design and Stategy: （1）PBL：Why is it called "Dilong"？—Classical allusion of earthworm and Dynasty Song's Emperor Zhao Kuangyin.

续表

（2）Construct primary thought about Dilong's clinical efficacies.

5.<u>蚯蚓的灵感之二：</u>

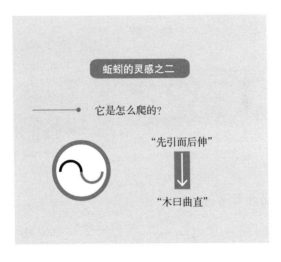

设计与策略：

提出问题,而后运用讨论法引导学生体会出地龙属于祛"风"要药的特点。

5. Inspiration of Dilong（2）：

Design and Stategy：

Raise problem with PBL and group discussion and guide and direct students to understand that characters of Dilong ascribe to the essence of"wind".

续表

6. 蚯蚓的灵感之三：

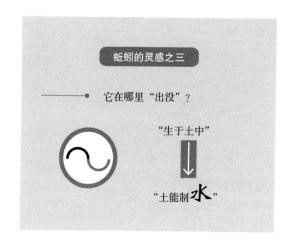

设计与策略：

提出问题，而后运用讨论法引导学生体会出地龙属"土"，可制"水"的特点。

6. Inspiration of Dilong（3）：

Design and Stategy:

Raise problem with PBL and group discussion and guide and direct students to understand that habits of earthworm coincide with the nature of "wood", bearing the ability of "checking water(edema)".

"蚯蚓的灵感"部分预计讲授时间为 3 分钟。

3 minutes for inspiration of Dilong.

教学基本内容

续表

教学基本内容	

7. 药性：（重点）

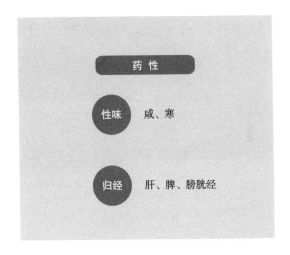

讲授法讲解地龙的药性特征，引导学生深刻领会"咸""寒""肝""膀胱""脾"等字词的深层含义。

7. Medical Properties of Dilong（Important point）：

Method of lecture is implemented to explain the pharmaceutical features of Dilong in Traditional Chinese Medicine, aiming to let learners deeply and further master the underlying definition and significance of the following words: salty, cold, liver, bladder and spleen meridians.

续表

教 学 基 本 内 容	**8. 功效及应用（一）：（重点）** 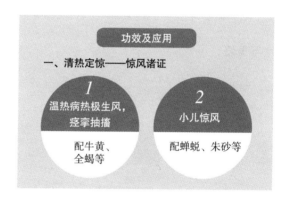 运用启发式教学，采取讲授法、提问法、讨论法解释地龙清热定惊的功效，可治疗惊风诸证。 （1）温热病热极生风，痉挛抽搐：配牛黄、全蝎等。 （2）小儿惊风：配蝉蜕、朱砂等。 **8. Medical Properties and Clinical Efficacies of Dilong（1）（Important Points）：** Discovery method of teaching is implemented, together with several ways such as direct explanation, raising problems and organizing discussions to illustrate the function of clearing heat and tranquilizing, for the treatment of several forms of wind syndromes. （1）For wind generated by extreme heat with convulsion and

续表

教学基本内容	（2）For infantile convulsion: in combination with Chantui and Zhusha, etc. **设计与策略：** （1）以《黄帝内经》"诸风掉眩，皆属于肝"为切入点，回顾风邪（肝风）的致病特点和主要表现。 （2）结合地龙的性味归经阐述其既能息风止痉，又能清热定惊的功效。 （3）提问法，结合PPT列举常用治"风"之药。 **Design and Stategy:** （1）Take the sentence coming from Huangdi's inner classic of medicine "all wind with shaking and dizzy vision is ascribed to liver" as breakthrough point and make a short revision of major pathologic features and clinical manifestations of wind evil （liver wind）. （2）Explain functions of Dilong of both extinguishing wind to stop spasm and clearing heat to check convulsions, according to its natures, flavors and meridian tropisms. （3）Raise questions to sort out common wind-expelling drugs with the help of PPT displaying.

续表

9. 功效及应用（二）：（重点）

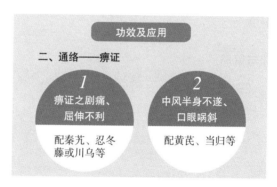

运用形态教学，采取讲授法、提问法、讨论法解释地龙通络的功效，可治疗阻闭不通诸证。

（1）痹证之剧痛、关节屈伸不利：配秦艽、忍冬藤或川乌等。

（2）中风半身不遂、口眼歪斜：配黄芪、当归等。

9. Medical Properties and Clinical Efficacies of Dilong(2)（Important Points）:

Morphological method of teaching is implemented, together with several ways such as direct explanation, raising problems and organizing discussions to illustrate the function of unblocking collaterals, for the treatment of several forms of obstructive syndromes.

（1）For heat arthralgia manifesting as reddish and swollen joints and unsmooth flexing and stretching: in combination with Qinjiao and Rendongteng. for wind-cold-damp arthralgia: in combina-

续表

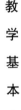

tion with Chuanwu.

（2）For hemiplegia and facial distortion: in combination with Huangqi and Danggui.

设计与策略：

（1）以"不通则痛"及蚯蚓的生活习性为切入点，回顾痹证的致病特点和主要表现。

（2）提问法，结合 PPT 列举常用祛风湿之药。

Design and Stategy：

（1）Take the sentence coming from Huangdi's inner classic of medicine "when there is stoppage, there is pain" as break-through point and make a short revision of major pathologic features and clinical manifestations of Bi-syndromes.

（2）Raise questions to sort out common wind-damp-removing drugs with the help of PPT displaying.

10. 功效及应用（三）：（重点）

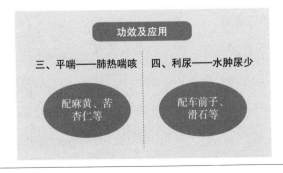

续表

以药性理论为核心，采取讲授法、提问法、讨论法解释地龙平喘和利尿的功效，用于治疗喘证和水肿。

（1）肺热咳喘，配麻黄、苦杏仁等。

（2）水肿尿少，配车前子、化湿等。

10. Medical Properties of and Clinical Efficacies Dilong（3）（Important Points）：

Based on traditional Chinese pharmacological theories and together with several ways such as direct explanation, raising problems and organizing discussions, the teacher should try to illustrate the function of relieving asthma and promoting dieresis, for the treatment of asthma and edema.

（1）For lung heat, cough and asthma: in combination with Mahuang and Kuxingren.

（2）For heat accumulation in bladder and blockage of urine: in combination with Cheqianzi and Huashi.

设计与策略：

（1）提问：肺、脾、膀胱在人体水液代谢中的特殊作用。

（2）提问：咳、痰、喘的病因病机。

（3）抓住"肺为水上之源"的特征，阐述地龙对水道的"疏通"作用。

教 学 基 本 内 容	Design and Stategy: （1）Question: special and differential functions of lung, spleen and bladder in water metabolism of human body. （2）Question: pathology and pathogenesis of cough, phlegm and asthma. （3）Lung is the upper source of water——illustrate Dilong's function on draining water channels. "功效与应用"部分预计讲授时间为 8~10 分钟。 About 8-10 minutes for medical property and clinical efficacies. **11. 其他：** 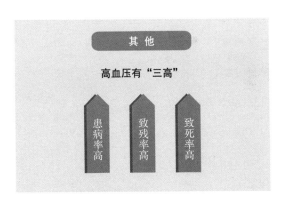 （1）论述地龙的降压作用。 （2）简要介绍地龙的药理作用并引入蚓激酶。 （3）简要论述虫类药的临床应用。（难点）

续表

教学基本内容	11. **Others**： （1）Dilong's anti-hypertension effects. （2）Brief introduction of modern Pharmacological effects of Dilong and Lumbrukinase. （3）Primary explanations on clinical application of major animal drugs.（difficult points） 设计与策略： （1）启发式教学：血压和"肝"的关系。 （2）讲授法：蚓激酶的神奇。 （3）以"血肉有情之品"为突破口，归纳分析虫类药的十大突出作用。①攻坚破积。②活血祛瘀。③息风止痉。④疏散风热。⑤搜风解毒。⑥行气和血。⑦壮阳益肾。⑧消痈散结。⑨收敛生肌。⑩补益固本。 Design and Stategy: （1）Discovery method of teaching: relations between blood pressure and liver in TCM. （2）Method of lecture: mystery of Lumbrukinase. （3）Take emotional medicinal of "flesh and blood" as breakthrough and make analysis of 10 major functions of animal drugs. ① Offensive treatment to strong andaccumulated evils.

续表

② Activate blood and remove stasis. ③ Extinguish wind and stop spasm. ④ Course and diffuse wind and heat. ⑤ Expel wind to remove toxin. ⑥ Harmonize *qi* and blood. ⑦ Strengthen kidney yang. ⑧ Course carbuncles and diffuse accumulations. ⑨ Astringe and engender muscles. ⑩ Supplement healthy *qi* to strengthen constitution.

12. 用法用量与使用注意：

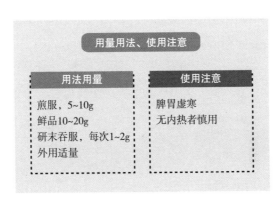

一般讲授既可。（general teaching）

13. 思考题：

1. 地龙、全蝎、蜈蚣的功用对比。

2. 虫类药物的临床应用心法。

14. 学习资源：

1. 钟赣生 . 中药学 [M]. 北京：中国中医药出版社，2017.

教学基本内容	2. 王建，张冰 . 中药学学习指导与习题集 [M]. 北京：人民卫生出版社，2013. 3. 顾光辑，杨鹏举校注 . 神农本草经 [M]. 北京: 学苑出版社，2007. 4. 钟赣生，张建军 . 中药饮片辨识基本技能实训 [M]. 北京：中国中医药出版社，2018.
板书设计	Dilong **Medical Properties:** Salty and cold; relate to liver spleen and bladder meridians **Medical Efficacies:** clear heat tranquilize unblock collateral　　　　　　"通——龙" cure asthma promote urination
教学测量与评价	**采用形成性评价的方法，考核学生学习效果** 1. 课堂教学中随机提出问题，测试学生对知识点的掌握情况。 2. 课下计分作业：地龙的现代研究进展。 3. 课上专题讨论：虫类药的应用。 4. 撰写地龙的学习笔记。 5. 考勤记录。

续表

教学测量与评价	Formative evaluation has been carried on to check study effects. 1. Random question-raising. 2. After-class work: Dilong's modern research. 3. Seminar: clinical functions of animal drugs. 4. Study notes of Dilong. 5. Work attendance checking system.
学习资源	网络资源：中国知网（CNKI）。 参考书目： 1. 张廷模. 中药功效学 [M]. 北京：人民卫生出版社，2013. 2. 王满恩. 中药功效"快快"记忆法 [M]. 北京：化学工业出版社，2015. 3. 国家药典委员会. 中国药典 [M]. 北京：中国医药科技出版社，2020.
教学反思	1. 课堂状况 息风止痉药是中药学各论部分的重点内容。从以往的教学经验来看，学生对此章内容的学习热情高，药物配伍、临床病例、PPT、视频、分组讨论都能有效带动学生的学习兴趣，使学生的整个听课过程都注意力集中，兴致勃勃。 2. 双语教学 中药学中英双语教学实践在我校开展较少，未大胆尝试，尚缺乏经验，需要进一步改革和完善。本次授课教师语言

续表

教学反思	及板书为英语（大部分），PPT课件为汉语。在讲授中，一些关键的词句以中、英文先后讲授为宜。学生课前预习和教师备课的水平高低将在很大程度上决定讲授效果的优劣，需要准备单词卡。不少学生对中药学双语教学较为感兴趣，感到虽有难度，但激发了学习和探索的兴趣，期待收到较好的效果。 1. Genaral Status Liver-pacifying and wind-extinguishing medicinal is quite important and crucial in Traditional Chinese Pharmacy. Students have shown great enthusiasm about them. Effective methods may elevate their interests in study, such as introductions of PPTs, videos, clinical cases, group discussions, etc. 2. Bilingual Teaching Bilingual teaching in Clinical Chinese Pharmacy is rare in our university. It is a brave attempt that may be lacking in experiences and need further improving. The level of preparation of both teachers and learners will have a vital say in effects of bilingual classes. Most students are curious and interested in this type of teaching, admitting its unique and promising effects in triggering enthusiasms despite some difficulties ahead. They are looking forward to a bright future in bilingual study.

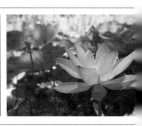

经典教学案例撷英

李时珍编纂《本草纲目》

【案例引入】

《本草纲目》是一本闻名世界的巨著。说它"闻名世界"，是因为它早已被译成拉丁文、英文、日文、德文、法文、俄文和朝文，在世界各国出版。英国著名的生物学家达尔文称它是"中国古代的百科全书"，他曾细读过这部巨著。说它是"巨著"，是因为可以用这样一些数字来表达：全书共190多万字；全书共52卷，分为16部、60类；全书记载药物1892种，附药方11096个，附药物形态图1160幅。这部巨著的作者是明朝医药学家李时珍。他从34岁开始写这部巨著，完成时已61岁，整整花费了27年！李时珍写作这部巨著，参看了近1000种著作。他前后经过3次修改，才最后定稿。他为写这本书而作的札记，据估计有1000万字。他为写这本书，走了上万里的路，访问了上千个人。以上这一大串数字，不仅勾画出了这部巨著的"巨"字，而且勾画出了作者的勤奋、刻苦和坚韧。李时珍字东璧，号濒湖，出生在蕲州（今湖北蕲春）。他的祖父、父亲都是医生。李时珍从小受家庭影响，喜爱医学。然而，他的父亲还是希望他通过科举求得功名，因为那时候医生的社会地位实在太低了。李时珍14岁时考上秀才。此后，三次参加乡试，都名落孙山。李时珍决心做一名医生，从二十四五岁起，就开始行医了。他一边行医，一边钻研医药书籍。他读了《神农本草经》《本草经集注》《唐本草》《蜀本草》《证类本草》《开宝本草》《嘉佑本草》等许多"本草"（古代药物学的别称），从中学到不少知识，同时也看到书中许多错误和遗漏的地方。

例如，《日华诸家本草》中把虎掌与漏篮子写成同一种药物。实际上，虎掌是有毒的，跟无毒的漏篮子是两回事。如果医生照这本书配药，那该多么危险！又如，南北朝时的名医陶弘景认为，巴豆是一种泻药。而李时珍根据自己的行医经验证明，巴豆用量大，会引起腹泻；用量小，却能止泻！另外，李时珍从民间收集了许多单方，认识了许多新药。于是，在34岁的时候，李时珍决定写作《本草纲目》。为了写作这部巨著，李时珍花费了毕生精力。他知道医药关系到人的生命，写作时非常慎重，遇上不明白的地方，尽可能去实地调查。李时珍听说家乡蕲州有一种毒蛇，叫作蕲蛇，是很贵重的药材。为了弄清楚这种蛇究竟是什么样子的，爱吃什么东西，李时珍决心到蕲蛇的产地——龙峰山去仔细调查。龙峰山又高又险，李时珍在捕蛇人的帮助下，冒着生命危险，爬上了龙峰山，来到一个杂草丛生的山洞。在那里，他终于亲眼看到了凶猛的蕲蛇。这种黑底白花的蛇，正在吃一种长着绿色小圆叶的野藤——"石南藤"。在那里，李时珍还亲眼看到捕蛇人怎样捕捉蕲蛇，怎样把蛇剖开、洗干净，并把它烘干成药材。后来，李时珍就根据自己亲眼看到的情景，详细地记录了蕲蛇的形状、产地、习性、药用价值，纠正了许多医书上对蕲蛇的一些不正确的说法。当然，李时珍不可能对每一种药物都实地考察。科学是老老实实的学问，李时珍治学非常严肃，不懂就说不懂。有一次，李时珍从一本唐代的书上看到，外国有一种"食蛇鼠"，能吃毒蛇；人如果被毒蛇咬伤，只消抹上这种鼠的尿便可解毒。李时珍觉得这种说法不一定可靠，又无法找到"食蛇鼠"，于是，他就如实地写上，这件事是否可靠，请后人查证。

【思政点剖析】

李时珍在《本草纲目》编撰过程中的那份勤奋、坚韧与求是精神，不会随着岁月的流逝而褪色，反而在新时代更加闪耀着智慧的光芒。勤劳是中华民族的优良传统，俗话说：一勤天下无难事，精准地概括出中华民族的特质，形象地揭示出中华民族几千年繁衍的历程，也揭示出我国现在取得巨大成就的原因所在。中华民族的发展历程是勤劳勤奋、勤勉的发展历程，无论是愚公移山的历史传说，还是震惊世界的红旗渠，都集中呈现了中国人的勤劳刻苦。人一生最大的敌人就是自己，只要能战胜自己，就是胜利。成功来源于坚持，收获来源于付出。只要朝着自己的目标一直前进，你就一定有所收获。最后还一定要有"钻研心"，学一样东西，要不断地钻研，使自己的技术更完美无缺。无论什么人，无论干什么，要取得成功就必须坚持不懈。当困难阻止你成功脚步的时候，当失败挫伤你进取雄心的时候，当负担压得你喘不过气的时候，不要退缩，不要放弃，不要裹足不前，一定要坚持下去，只有坚持不懈才能通向成功。所谓"求是"，"求"，即追求、探究，"是"，真也，《说文解字》引申为真谛、规律、本质。"求是"即探究自然、社会和人本身活动的奥秘、规律，同时追求真理的科学态度、科学精神。"求是"精神如何应用在当代人才培养和科学研究上，是教育人士亟待思考的问题。中国教育家陶行知先生有言："千教万教教人求真，千学万学学做真人。"竺可桢先生把"求是"作为浙江大学的校训，他曾反复强调："求是精神"就是一种"排万难冒百死以求真知"的精神。必须有严格的科学态度：一是不盲从，不附和，只问是非，不计利害；二是不武断，不蛮横；三是专心一致，实事求是。

乳香："香飘万里，誉满寰宇"——开放包容的精神

【案例引入】

早在 3000 多年前，乳香就由阿曼传入耶路撒冷和古埃及，古埃及人用乳香作为防腐剂，也用作祭祀时的熏香；描画迷人的黑色眼线所用的眼影粉，就是用烧焦的乳香作为主要原料制作的。

那乳香是什么时候传入中国的呢？在广州的西汉南越王墓里就有发现乳香实物。因此，最晚在西汉时，乳香已传入中国。我们可以想象一下这样的海上丝绸之路画面：2000 多年前，阿拉伯

人满载乳香和其他物品的大船从阿曼佐法尔地区出发，驶进印度洋，途经东南亚，并最终在中国的广州、杭州等重要沿海城市靠岸，阿拉伯人卖出乳香等物，买走丝绸、陶器等。

到唐宋时期，经由海上丝绸之路的贸易更加繁忙。由于唐宋"香"文化的流行，加上中医对乳香的药用价值认识加深，临床中常用，这就促使乳香成为中西贸易量最大的商品之一。特别是在宋朝，中国与大食（阿拉伯）商人的海上贸易空前繁荣，其中熙宁十年输入的阿拉伯乳香就超 30 万斤。

历史上，中国使用的乳香，其主要输出国是阿拉伯半岛的阿曼、也门和红海沿岸的索马里、埃塞俄比亚等地，这些国家也是新时期"一带一路"沿线国家。

【思政点剖析】

驼铃阵阵，羌笛悠悠，惊涛拍岸，风帆远扬。汉唐风韵仿佛还回荡在耳畔，陆海丝路的传奇故事似乎就在眼前。开放与包容才是求得进步的不二法门，吸纳与发展才是通向永恒的必由之路。我们的中药，正是在积极吸收外来天然药物的过程中，以中医理论为指导，博采众长、兼收并蓄，才有了无与伦比的丰富与博大。更加庆幸的是，在 21 世纪的今天，这条伟大的路，以厚积薄发的气势与底蕴，以更加昂扬自信的姿态，在东方智慧的指引下，再次来到世界的中心。它款款走来，带着政策沟通、道路联通、贸易畅通、货币流通和民心相通的满满诚意与热情，必将会在人类文明的发展进程中，写下更加辉煌的诗篇！

三七——巧妙的数字、神奇的功效、感人的情怀

【案例引入】

三七的命名：第一，从生长条件方面看，三七生长在三分潮湿、七分干燥的土壤中，外部环境需要三层阳光七层阴；第二，从外观形状上看，三七每种一年，茎上产生一道节子，每张叶子多为五小片至七小片，成药的三年七茎上都有三道节子，其叶也以七片者居多，因此，从外观上看，三七茎叶的形状具有"三道节子七片叶子"的特征；第三，从种植年限方面看，民国《马关县志》杂类之五载："三七者，必种后三年始成药，七年乃完气"；第四，李时珍在《本草纲目》一书中首次记载"三七"二字，文中写道："或云本名山漆，谓其能和金疮如漆粘物也，此说近之。"他在书中，以三七做正名，附方中则三七与山漆混用，反映出三七当时已定名使用。

云南白药史话：曲焕章1880年生于云南江川县，原名曲占恩。民国时期中医外伤科著名医家。他7岁丧父，9岁丧母，后和12岁的三姐相依为命。1892年12岁时即跟姐翁袁恩龄学伤科，开始学习加工配制伤科用药的医药学知识。1902年曲焕章遍游滇南名山，学神农尝百草，不耻下问，求教当地民族医生和草药医生。凡有上门求医者，耐心医治，疗效显著。他博采众家之长，成为当时江川一带颇有名声的伤科医生。曲焕章经过苦心钻研试验，研制成了伤科药物百宝丹，后经十载苦心临床验证，反复改进配方，百宝丹乃告成功。

1916 年，曲焕章将白药、虎力散、撑骨散药方，呈送云南省政府警察厅卫生所检验合格，发给证书，允许公开出售。当时云南督军唐继尧，委任他为东陆医院滇医部主任兼教导团一等军医正。1917 年曲焕章到通海挂牌行医。白药由纸包改为瓷瓶包装，销量骤增，销往全国。1931 年他在昆明金碧路建盖"曲焕章大药房"，又请人代笔编著《曲焕章草木篇》，1933 年曲焕章当选云南医师公会主席，他团结广大中草药工作者，积极组织医学研究，为全省中医药事业作出了贡献。1938 年，云南 60 军、58 军北上抗日。曲焕章出于爱国之心，愿为抗战尽一份力量，捐献 30000 瓶百宝丹给两军全体官兵，对台儿庄战役的胜利作出了贡献。解放后曲焕章之妻缪兰瑛将云南白药配方献给人民政府，从此云南白药为人民的健康发挥出更大作用。

三七的滥用：三七用作治疗疾病或药膳并非适合所有人使用，如心脏传导功能不良者、阴虚口干者，阴虚导致的血瘀痛经、崩漏等证者，孕妇以及妇女月经期、哺乳期均当慎用。此外，部分患者服用三七及三七制剂后可能出现口干、头昏、失眠、恶心、呕吐，有出血倾向（痰中带血，鼻、牙龈出血，月经过多），甚至诱发食管炎、过敏性药疹、过敏性休克、过敏性紫癜等不良反应，这时应立刻停药并马上就医，采取必要措施。而且三七与其他药物合用也可引起多种不良反应：三七与他汀类降脂药合用时，会增加他汀类药物在血液中的浓度，引起不良反应。与抗凝药物或抗血小板药物如阿司匹林等联用时，可增加抗凝或抗血小板的临床效果，有可能引起出血。因此不建议日常生活中随意服用中药，甚至把中药当成保健品长期服用，如患有其他疾病，患者用药前应详细告知医生，避免因联合用药引发各种不良反应。

【思政点剖析】

三七的命名，蕴藏着深厚的文化内涵，彰显着中医与易经学说、自然物候、人文地理间的深刻关联，亦体现着古代先民的非凡智慧。"三"和"七"中体现的"中正平和"的思想内涵，恰与三七"止血不留瘀、化瘀不伤正"的独特优势不谋而合，充分印证中华医药文化的博大精深。

曲焕章以三七为主药创制云南白药的心路历程，是家国情怀、奉献之心和工匠精神的生动注解。三七在救亡图存的峥嵘岁月所发挥的独特而重要的作用，将永载史册、泽被后学。

三七止血、补益之功虽著，亦不能盲目"跟风"过服，体现出"过犹不及"的用药警戒。对药物的功用，应用辨证、全面、客观、审慎的眼光综合评判，如此才能做出正确的判定，避免出现"好心办坏事"的结果。

"人参杀人无过，大黄救人无功"？
——科学思维与公正精神

【案例引入】

中医界有一句流传甚广的话："人参杀人无罪，大黄救人无功。"意思是说，人参是贵重的补药，即便是错服致命了，世人也大多认为它是无罪的；而大黄是便宜的泻药，即便是救人一命，世人也普遍认为它是没有功劳的。清代大医家徐灵胎在《人参论》里告诫人们："天下之害人者，有破其家而未必杀其生者，有杀其生而未必破其家者。先破其家后杀其生者，人参也！"意思是绝对不要认为人参有起死回生之效就随意服用，一来因为人参的贵重，用多了对病人家庭造成经济负担，这就是"破其家"；二来因为人参的使用不当会导致患者死亡，这就是"后杀其生"。南北朝时的梁元帝登基后，一次腹中痞满，胀痛不舒，不思饮食，召朝廷各位太医讨论治疗之法。群医都认为梁武帝曾经因为服用大黄而导致病重，力主不轻言泻下，宜平缓之药宣通。姚僧垣力排众意，他认为梁元帝脉象洪大而实，应指有力，加之伙食不进，胃脘痞满，是因为腹中宿食不化所导致的，因此建议其用大黄荡涤占据、推陈致新。梁元帝决定听取姚僧垣的话，服药后果然排尽宿食，痞满腹胀之疾即刻消散。清朝乾隆皇帝活了 89 岁，在位 60 年，传说乾隆皇帝有自己的一套养生方法，那就是持续服用少量的大黄，以"推陈至新"，因此即乾隆晚年，身体依然"老而不瘀"。

【思政点剖析】

本草世界，包罗万象，种类繁多。每一味中药都是独一无二的存在，都在用自身的方式、从不同的角度治病疗疾，为我们的健康保驾护航。作为医者，心中应公正平等地看待每一味中药，不应对药物有"重此轻彼"的偏见。同样的，作为社会的个体，我们每个人、每位公民在人格上都是平等的，我们在待人接物的时候，都应该一视同仁，不应带着"有色眼镜"去歧视他人、轻视他人，这也是做人做事的基本准则。

人参虽好，但过用滥用，亦会导致严重的后果。由药及人，我们在处理一些事情的时候，都要把握好适当的"度"，使我们掌握的资源和条件能够在最适宜的范围内为我们所用、为我们服务，以达到最佳的效果；相反盲目和片面的结果，只能是过犹不及、适得其反。

人参补益甚佳，但过用却会荼毒生灵；大黄力峻苦口，仍不失驱邪佳品。这提示我们，任何事情，都是一个辩证的统一整体，都有两面性，在观察和思考的时候，应具备辩证主义的科学思维，全面系统地观察、考查和分析事物，才能得出最准确、最客观的结论，避免陷入"先入为主"和"一叶障目"的误区。

千百年来，古代医家对人参和大黄两味中药的认识和体会不尽相同，甚至争议颇多，"毁誉参半"。但是我们要清楚，药物是"无辜"的，它们的性味功效是客观存在的，不以人的意志为转移的，也就是说，是金丹还是鸩毒，全在医者的一念之间。临床上我们一定要怀揣着医者仁心的信念，精确辨证、精准选药、精当治疗，安全合理而恰当地使用药物，使其最大限度地发挥治疗作用，成为守护健康的"天使"。

伊尹创制汤液

【案例引入】

在中华几千年的历史进程中，有一位做汤做成宰相的人物，他就是商朝的宰相伊尹。他用"以鼎调羹，调和五味"的理论来治理天下，也就是后来老子所说的"治大国若烹小鲜"。伊尹不仅知道植物的五味，更善于调和五味，被称为厨神，是中华厨祖。这使我们想起了周星驰的电影《食神》，其中贯穿中心的思想就是用心做饭，五味便可入人五脏六腑，调其阴阳。伊尹提倡药食同源，以君臣佐使配伍，以寒热温凉调性，把以前的单味药治病，发展到多味药的方剂治病。创造方剂治病，是伊尹对中药学的极大贡献，他是中药方剂理论的奠基者，他的《伊尹汤液经》被后人传颂千年不衰。后世著作《伤寒杂病论》就是继承了《伊尹汤液经》的学术思想和方法。随着制陶和冶炼业的发展以及烹饪技术的进步，药物的制剂用法亦随之变化。人们在烹调菜肴的启示下，把几味药物混合起来，加水煮成汤液饮服，这就是"伊尹制汤液"的过程。服用汤剂，已不再是生硬粗糙的原始药材了，而是溶解于水的精华物质，能很快被肠胃吸收而发挥药效。汤剂还具有可控温的特性：可以趁热服用，这对于发挥解表散寒、助阳温中、活血通络、温化痰饮等作用，无疑是有利的；而对于清热、泻下、止呕、祛湿之剂，有时宜采取冷服法。汤剂吸收快、起效速，随证加减灵活方便，适用范围广，是古今最为普遍应用的剂型。汤剂的出现，使药物组合成方成为现实，标志着方剂的诞生。正如"本草"作为中药的代名词一样，"汤液"也就成了方剂的代名词。古今成方中，以汤命方者占有相当的比例，虽然酒剂的出现也不亚于汤剂，但酒性辛热走窜，应用有一定的局限性，远不如以生命之源的水为溶媒的汤剂那样普遍。况且，在汤剂的煎制过程中，可加入适量的酒同煎，这样把酒剂的特点也包括其中了。

其他剂型，如膏剂、露剂、熏洗剂、茶剂、浓缩丸剂，以及冲剂、注射剂等，多是在汤剂的基础上加工制成的。伊尹的出身卑微，是奴隶出身，但是并不影响他远大的志向和梦想，最终从一个奴隶做到了宰相，而且活了整整 100 岁，你想想 100 岁，在那个年代是神一般的存在，可见食疗养生不仅可以完成人生的逆袭，达到事业成功，还可以健康长寿，真使人生无憾！吃饭喝汤都是在调理身体，所以叫做药食同源，学会了中药的调剂就等于学会了养生，手里的蔬菜和食物也就成为了治病的良方！从小到个人，中到各个企业，大到国家，都可以运用这套理论，所以，中医讲"下医治病，中医治人，大医治国"，就是这个道理！

【思政点剖析】

伊尹提倡药食同源，以君臣佐使配伍，以寒热温凉调性，把以前的单味药治病，发展到多味药的方剂治病，这在中医药发展史上，是一个难得的创举。创新精神是中华民族最鲜明的特征。中国人民具有伟大的创造精神，在中国古代，从思想学术到文学艺术，从四大发明到万里长城，无一不是创造精神的体现。春秋战国时期的百家争鸣奠定了中国千百年发展的基础，儒家、法家、墨家……各种各样的思想在此刻萌芽、发展、壮大。思想上的创新最终会带动技术上的创新，秦国的崛起就离不开法家思想的推动。到现代，创新更是成为国家的重要发展战略，"蛟龙""北斗""天宫""天眼""墨子""悟空"等一大批科研成果相继问世，港珠澳大桥、北京大兴国际机场更是引人瞩目。中国人民的创造精神和创新活力，前所未有地迸发出来，创造了伟大奇迹。

"过耳不忘"的中药学课堂讲授金句

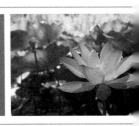

麻黄：最能发汗，最喜欢的小伙伴是桂枝，最高大上的荣誉称号是"肺经专药"。

桂枝：最不"挑捡"（外感风寒，不论表实无汗、表虚有汗及阳虚受寒，均可使用），善于抗"寒"，最铁的哥们是白芍，最拿手的本事是对付"奔跑的小猪"（奔豚）。

紫苏：最先出现的安胎药，又感冒又不想吃饭最先想到它，最拿手的本事是解鱼蟹之毒。

生姜：距离咱的生活最近（厨房就有，药食同源），最善治疗的病是肺寒咳嗽，最高的荣誉称号是"呕家圣药"。

香薷：麻黄的最佳"替补"（不过要在夏天哈）。

荆芥：最"肉"的宝宝（发散风寒药中最为平和之品），最拿手的本事是治皮肤病，最先出现的止血药（不过要变黑才行哈——炒炭）。

防风：最拿手的本事是治一切一切一切一切的风，荣誉称号是"风药中的'润'剂"。

羌活：最先出现的强力止痛药，必考的三个字是"上半身"（有个表兄弟叫独活），吼吼吼！

白芷：最先出现的知名美容药（这个考试不考哈，知道就行啦），止痛有最强效的"靶点"，阳明经头额痛及牙龈肿痛，最先出现的带下病专药。

细辛：最善解"深处的冷痛"，荣誉称号是鼻鼽鼻渊之良药。

藁本：脑瓜顶疼最想念它。

苍耳子：最善治鼻渊（虽然白芷细辛也不赖嘛），但"药以方贵"，咱有苍耳子散，如雷贯耳吧！

薄荷：绿箭口香糖即视感！（应该能回忆起功效，不然白吃了），最先出现的疏肝药，荣誉称号是疏散风热常（必）用之品。

牛蒡子：确实挺"牛"的，最善治"面目全非"（痄腮、大头瘟等），热毒＋便秘，可以最先想到它。

蝉蜕：白天最烦人，叫个不停——能开音疗哑，晚上最消停——能疗小儿夜啼。

桑叶：最要好的"闺蜜"是菊花，最拿手的业务是滋阴。

菊花：最能借你一双慧眼（清热明目），让你稍安勿躁，莫生气哈（平抑肝阳）。

柴胡：最强项是治半表半里，最常治的病是肝气不舒，善于扶大厦之将倾（举陷）。

升麻：最善清阳明实火热毒，也可以扶一扶（举陷）。

葛根：最善治的症状是脖子疼（项背强痛），最厉害的本事是治消渴，特长是能解酒。

以上是在考试中"出场率"较高的解表药，它们身上的独门绝技也被挖得差不多啦！知己知彼，百战不殆，我是抛砖引玉，希望大家以此为借鉴，总结出属于自己的中药记背秘笈，决胜千里！

石膏：清泻肺胃气分实热证的要药。

知母："上中下"要牢记（上清肺润肺，中泻胃益阴，下滋肾降火）。

芦根：肺痈呕哕，治最拿手。

天花粉：锡纯最爱，消渴神药。

栀子：治热病心烦、躁扰不宁之要药。

夏枯草：目珠夜痛，瘰疬瘿瘤，小菜一碟。

黄芩：肺热大克星，胎儿保护神。

黄连：治痢圣药，心火救星，尤善除疔。

黄柏：下焦湿热，一扫而光。

苦参：杀虫利尿，皮科健将。

金银花：一切为了痈，为了一切痈。

连翘：疮家圣药，牢记在心。

生地黄：凉血止血，滋水行舟。

玄参：除温毒之利器，消疮疡之佳品。

牡丹皮：无汗骨蒸，调经要药。

青蒿：实热虚热，统统拿下，治疟威名传天下。

大黄：力猛善行，有"将军"之称，最重要的"性格特征"就是荡涤肠胃，推陈致新，为治大便秘结、胃肠积滞的要药，切记切记噢。又有很好的清热泻火、凉血解毒之功，善治血热妄行及热毒疮痈诸证。十有八九的宝宝会忘记大黄的另一个特长：活血祛瘀，因此这位"大将军"还是血瘀经闭、产后瘀阻及跌打损伤的"克星"。

芒硝：味咸，善除燥屎坚结（其实就是拉的粑粑酷似羊粪蛋儿的那种情况，自己体会吧，哈哈）。外用还能清热消肿，治疗眼睛红、嗓子疼、长口疮，不赖吧。还有一个只有超级学霸才知道的功效——回乳（肯定不考，吼吼吼）。

芦荟：味道比较另类一些，嘻嘻，但效果还是杠杠滴。既能泻下通便，又可清肝泻火，还能杀掉娃娃肚子里的蛔虫，不得了不得了呀！还有一点必须得说一句：人家还是"中药美容军团"的主力呢，去查查杨贵妃和埃及艳后的故事吧！

甘遂、大戟、芫花：号称"逐水退饮三剑客"，一个比一个厉害，绝不可滥用，还与甘草"不共戴天"，一定记住啊。他们哥仨一个善入经络，一个偏走脏腑，一个主管胸胁，这一点是值得关注滴！

巴豆：有点真人不露相的意思，因为人家也有"将军"的美名，有"斩关夺门"的洪荒之力，利害不？只不过大黄是"冷面将军"，巴豆是"热情将军"——冷积便秘的首选！（必考必考哈）此外还能祛痰利咽，治喉痹痰阻，在古代真的可以"救人一命"！

独活：医家给它的评语很是高大上，风寒湿邪之痹，无论新久，均可应用。学的时候，千万别忘了人家的好兄弟——羌活，功效对比是常考点哈。两类头疼治起来也很拿手：风寒夹湿头痛和少阴伏风头痛。

威灵仙：一听这名儿就知道不是"善茬儿"——威猛＋灵验

+仙气！对于风邪偏盛，疼痛游走不定者，基本"百发百中"咧！最后还有一点几乎必考：但愿吃鱼之后不要想到它！（消骨鲠）

川乌：知识点要碎碎念才行！首先是尤宜于痹证而寒邪偏盛者，其次貌似能治心梗和疝气，吼吼吼；最后还可强力止痛，有兴趣可以拿它和白芷、细辛、羌活啥的来个"止痛锦标赛"哈！最后的最后，千万别超量（有大毒），千万别犯法（十八反）！

木瓜：一个酸味就值不少钱啦！入肝，善于舒筋活络，"尤为湿痹筋脉拘挛之要药"，小腿抽筋可以派上大用，一定记住啦！还有一项"黑科技"：治脚气（注意脚气≠脚气病，这是常识呦）；最后嘛，味道酸说明啥？流口水呗——开胃进食有殊功！

藿香：不知道啥时候课本上偷偷在名字前面加上了一个"广"字，大概是为了弘扬道地药材的缘故吧；为"芳化寒湿"的要药，对于湿浊中阻导致的呕吐，最为捷要（生姜、芦根等宝宝不太高兴——嫉妒呗）；对于外感风寒、内伤生冷引起的恶寒发热、脘闷吐泻等症，可谓"正中下怀"——中国人有几个不知道藿香正气散的威名呢？

佩兰：在长期与"湿"搏斗的岁月中，与藿香结下了深厚的"战斗情谊"（相须），被屈原叔叔"宠上了天"（纫秋兰分以为佩）；并不甘心只是充当藿香的"小跟班"，自己也有一个"独门绝技"：对于脾经湿热，口中甜腻、多涎、口臭者，可收桴鼓之效(古代的"绿箭"口香糖？貌似可以，不过丁香好像不太同意，哈哈）。

苍术：化湿药里的"绝对主力"——既可燥脾湿，又可健脾运，对于湿阻中焦、脾失健运的脘腹胀闷、呕恶食少、吐泻乏力、舌苔白腻等症，最为适宜；既然是化湿名将，也能让肌表和骨头缝儿里的湿邪无处躲藏！（善治痹证和风寒夹湿表证）；还能在"朦胧"的夜晚照亮你前行的路，够诗意吧——夜盲症的"克星"。

厚朴：憨厚朴实的外表下，有一颗忠贞不二的心——坚定地贯彻"六腑以通为用，以降为和"的基本精神——为下气除满的要药！食积气滞湿阻同时来袭的时候，无论它们"堵"在哪里（包括嗓子眼儿——梅核气），千万别慌，搬出厚朴，再无后顾之忧！既可下脾胃气，又能下肺气，对于痰饮喘咳，也是不在话下！

砂仁：像一针有力的"兴奋剂"，把"困倦"的脾胃从湿浊编织的睡梦中"叫醒"——醒脾调胃的要药，凡寒湿气滞引起的脘腹胀痛等脾胃不和诸证，最为适宜；善于温中暖脾而止泻，行气和中而安胎，是"宝宝护卫团"的又一重磅成员（紫苏、黄芩、桑寄生等同时上线）。

豆蔻：健脾化湿行气自不必说，关键是还能辛散入肺而治湿温，和薏苡仁与杏仁拜了把兄弟，从此名垂千古（《温病条辨》三仁汤）；与砂仁也是"闺蜜"，彼善止泻，此善止呕，脾胃通吃。

茯苓：总喜欢将自己的家安在高大挺拔的松树跟部，久而久之便带有了许多灵气——补虚不碍邪，利水不伤正，四时皆可服，止悸有神功。寒热虚实各类水肿均不在话下，有时候让西医的呋塞米（经典利尿药）君也自叹不如啊，哈哈！千万不要认为是仙药就远在天边，其实人家是药食同源嘛——北京人哪有没吃过茯苓饼的呢，当年可是老佛爷的最爱呐！

薏苡仁：杏林巨匠笔下的常用之品，祛湿清热的必遣之药。

药食同源也算它一个呗——八宝粥里的常客嘛。有时候也频繁"出没"于各种减肥茶中，小小的薏苡是胖友的最爱喽！既可渗湿，又具舒筋缓急之能，对于湿痹之筋脉拘挛作痛者，尤为适宜；最佳"闺蜜"是桃仁，大名鼎鼎的苇茎汤（治疗肺痈）谁人不晓呢？

泽泻：就连药名都带三点水，渗湿之功肯定错不了（强于茯苓）；特长是善于清泄肾和膀胱的湿热，反过来念就能体会它的精妙之处——有祛旧生新，"先泻后泽"之妙。还有个一招鲜——化浊降脂，与膏粱厚味相伴的那些"大腹便便"们，不妨来点泽泻试试啦！

车前子："文科学霸"和"五星上将"争着要当车前子的形象代言人，他俩是欧阳修和霍去病（典故自己查哈）；练就了一个"治水绝技"——利小便以实大便，是治疗暑湿水泻的要药，好生了得；最后别忘了，它还是一枚药之娇"子"，第一归经又是肝，这下你明白了吧——明目也少不了它滴！

滑石：总是怪怪的，因为每次看到它，总会有想吃德芙巧克力的冲动——真的是"纵享丝滑"！滑利之品通水道的古训名不虚传，确为治疗暑湿、湿温的佳品；不仅内服，还能外用呐，滑石在你很小的时候就见证了你的茁壮成长喽——想起来妈妈在你小肩膀上擦拭的爽身粉（痱子粉）了吗，很亲切吧？

茵陈：没啥可说的，因为它太著名了——黄疸顽毒的杀手，肝病患者的福音。无论鲜明如橘皮的阳黄，还是晦黯如烟熏的阴黄，这幼嫩的茵陈一出场，便可一扫而光，再无忧虑与彷徨！

附子：恐怕是目前最配得上"起死回生"之誉的中药啦，上助心阳，中温脾阳，下助肾阳，"回阳救逆第一品"的名号响彻江湖，轻则诸脏阳虚，重则亡阴亡阳，皆有"拯危救脱之殊功"。在这方面，除了人参，恐怕无药能出其右喽。大辛大热之品还能温经通络，逐寒除湿，对于痹证痛剧者，亦有桴鼓之效。最后一点，有毒之物须谨慎，十八相反记心间噢！

干姜：想起了比亲兄弟还亲的生姜，都是"咽到肚里暖洋洋"滴——温暖中焦（脾胃）的要药。在回阳救逆时，附子必会带上它，"附子无姜不热"嘛（相须）。还有学霸怪怪地想起了一首歌——《我是一条小青龙》——别忘了仲景的小青龙汤里有干姜，温肺化饮显神功！

肉桂：肉桂树很值钱，因为还有个桂枝哩（功效对比可能考呦）！肉桂最看不下去的一件事就是"命门火衰"，给阳痿和宫冷的病患带来"孕育"的希望。对于只要是寒邪引起的各种疼痛，可谓"上下通吃"：胸痹、腹痛、腰痛、寒疝……。既然身价高，肯定也有一门"独门绝技"呗——帮助阳气找到"回家的路"（引火归元，必须背过哈）。

吴茱萸：唐代大诗人王维让我们第一次知道了它，因为谁都会背"遥知兄弟登高处"的下一句嘛！小小的吴茱萸也有特长：主入肝经，为"肝寒气滞诸痛"的必用之品，既暖肝，又舒肝，好不灵验！顺便把脾胃暖一暖——胃寒呕吐也常能想到它；顺便也把命门暖一暖——五更寒泻没它不行滴！

丁香：谁能想到它就是古代的"口香糖"（中药典故课下查哈）？取"香能去秽"之义呗！和干姜"志同道合"，为温暖中焦的"主力"，疗胃寒呕逆之要药。还能温肾助阳起痿——有附子、肉桂的既视感呗？

陈皮：就是晒干后放置时间很长的橘子皮嘛！苦温而燥，行气止痛、健脾和中之力甚佳，对于寒湿阻中之气滞最为适宜。善疏理脾胃气机，使中焦升降有序，也是对付呕吐、呃逆的"行家里手"。既健脾又宣畅胸肺气机，为治湿痰、疗胸痹的要药，在大名鼎鼎的二陈汤里那可是绝对的主角儿。最后别忘啦，人家也满身都是宝滴，查查橘络和橘核吧，会给你带来新的惊喜！

青皮：不能不说，它虽然很"青涩"，但真的很"给力"——多用于气滞较重的病证，尤善入肝发挥作用（与陈皮的主入脾肺有所不同），例如，疝气疼痛、乳房肿痛、癥瘕积聚、久疟痞块等。

枳实：刚才说完了橘子，现在来说说橙子哈。橘子不过能理气，橙子可是能"破气"滴，来头不小吧！而且枳实有一个天敌，就一个字，那就是"痞"——最善除痞。所以对于痞积于心胸的胸痹结胸，痞结于胃肠的湿热泻痢，可谓正中下怀。还有一个特长也要记住：善治下垂诸症。

木香：既为行气止痛之要药，又为健脾消食之佳品。关系最"铁"的小伙伴是黄连，共同组成治疗湿热泻痢、里急后重的千古"微型"名方：香连丸。还可疏肝利胆，对于让人纠结不已的胁痛、黄疸和疝气，也是不在话下滴！总之吧，木香的"性格"就是四个字："以气用事"，可不是意气用事啊！

沉香：它有两个著名的"标签"，一是"贵"，名贵珍贵的药材，价堪比黄金，上等的沉香甚至能使"中产阶层"都望而却步哒；

二是"沉"，人家"贵得有礼"，入水即沉、主入脾肾的特性赋予了它温胃降逆的神功和温肾纳气的绝技。

川楝子：寒冷的性质使它在理气药的阵营中颇为"显眼"——肝郁化火诸痛证的首选之一，还有一个志同道合的"闺蜜"——延胡索（金铃子散）。还有一项业余爱好：善驱杀肠道的各种寄生虫，也是许多宝宝的守护神耶！

香附：李时珍大大把一个近乎完美的称号授予了它——"气病之总司，女科之主帅"，足够流芳千古了吧。不仅善于疏理肝胆气机，还能调顺脾胃气机，更能通行三焦气滞，绝非浪得虚名；辛行苦泄，主入肝经，尤善调经止痛，对女子月经不调、痛经经闭、乳房胀痛等症，每有桴鼓之效。

山楂：几枚小小的山楂解决了宋光宗的燃眉之急，也让"冰糖葫芦"一下子飞入了寻常百姓之家（典故不妨自己查阅哈）；作为"消食第一品"，山楂从不缺少人们关注和喜爱的目光——偷偷告诉你啊，油腻肉食之积，正中山楂下怀喽！不过，山楂在近代以来完成了华丽的"转身"——它的活血祛瘀之功越来越广泛地应用于临床，成为一味"调经要药"！还能降脂、降压，对于"大肚便便"和"面红耳赤"的患者，别提有多好使啦！

麦芽：吃肉吃多了咋办？用山楂；吃面吃撑了咋整？上麦芽！（善消米、面、薯芋等淀粉类食积）。麦芽的"精妙"之处还在于，它是大麦的成熟果实经发芽干燥的炮制加工品，一个"发"字，赋予了麦芽春天般的生气与舒爽——消食之余兼有疏肝解郁之功，中焦不和兼有情志不舒时，用麦芽最为合适啦！

莱菔子：编句打油诗来歌颂它吧，小小萝卜子，消胀有神功！"秋冬萝卜小人参"的声誉言犹在耳，降气化痰的本事令人印象深刻。顺便记住它的两个铁哥们啊——紫苏子、白芥子，因为"三子养亲汤"的威名谁人不晓呢？

鸡内金：别光知道鸡只能用来报时啊，那你就落后啦！它的沙囊内壁可有大用——连消化石子都"不在话下"，更何况一点点食积啦！还能涩精缩尿止遗，本事可真不少。有个傻傻的问题：为啥叫鸡内金，而不是"马内金""牛内金""猪内金"呢？有句名言要记住：凡物弱于齿者，必强于胃！

小蓟与大蓟：功用相近，各有侧重。前者以止尿血为著，后者以疗痈肿为佳。虽然身躯不大，但"刺儿菜"的独特质感还是让每一个触摸过的学子难以忘怀。

地榆与槐花：有个挺尴尬的词叫"十人九痔"，没关系啦，有对黄金搭档专门负责解除这难言之隐痛，就是槐地之伍！对于地榆，还要记住那句流传甚久的名言：家有地榆皮，不怕烫破皮！对于槐花，还要由衷地歌颂其清肝泻火的神功，高血压的病友们有福利啦！（貌似还有夏枯草、决明子、桑寄生、山楂的即视感吧）

侧柏叶：叶指西方的特性使侧柏总是那么与众不同！你能把西方、肺、大肠、苦寒这几个词结合在一起吗？吼吼吼！侧柏叶还有一个"远房的亲戚"：何首乌，这下知道它的另一个强项了吧？

三七：止血药中最威震四方的"大腕儿"闪亮登场啦，单单是得名的由来就有 N 个版本，中药里绝对的大佬喽！"止血不留瘀，化瘀不伤正"的绝活儿让多少同侪望尘莫及！作为云南白药的主要组成药物，三七作为"金疮要药"在烽火连天的抗战岁月屡建奇功，著名药学家曲焕章的传奇必将成为我们当代学子的励志典范。最后别忘喽，人家是五加科的，和人参是"同班同学"呀，攻补兼施在它的身上得到了完美的诠释！

白及：肺胃出血，正中白及的"下怀"，结核病的福音，溃疡病的佳选！它还有个十分柔情的荣誉称号"中药里的护手霜"——强大的收敛生肌之功，让人们想起了天天见的可以是"大宝"，也可以是白及！

艾叶：它是一股股源源不断的暖流，温润着心田，鼓舞着气血，激发着经脉，让寒冬般的凝滞与冷痛顿消于无形。虚寒出血、虚寒腹痛和虚寒痛经，治之犹如探囊取物，须臾立解。千百年来，鲍姑的神迹代代相传，艾灸的神功无人不晓。一切的一切，都因为有一团"艾"，在心中！

川芎：大名鼎鼎的"十六字真言"岂敢忘记呀——"上行头目、中开郁结、下调经水、旁达四肢"！（其中的深意需要细细理解体会哟）

延胡索：老话说得好：心痛欲死，速觅元胡！能行血中气滞、气中血滞，善治一身上下诸痛的本事可不是随随便便能做到的呀！

郁金：我觉得可以这么理解，对于瘀血同时兼有郁闷的患者，这味药就像金子般宝贵和有神效！另外，心有千千结，郁金都可解，它能使多少躁动、迷惘与冲动的心灵复归平静。看不出来，还是个"吐衄必降气"的佳品，善于止血，算个特长吧！还常常和大黄、茵陈、栀子"混迹"在一起，人家也是"退黄要药"嘛！

乳香和没药：活血止痛、消肿生肌的黄金搭档，乳香和没药自带浓浓的香气与神秘，循着古老而灿烂的丝绸之路款款走来！

五灵脂：从没觉得小鼠的便便原来如此神奇！这或许是最值钱的便便啦！失笑散的威名谁人不晓呢？哎呀，蒲黄，你在哪里呀！

丹参：想起一个数学等式：$Y = 4X$！Y 是丹参，$4X$ 即为熟地黄、川芎、当归、白芍组成的四物神汤。"一味丹参，功同四物"，祛瘀生新，调经佳品，确是名不虚传的！还能安神除烦，期末考前可以试试哈！

桃仁、红花："桃红"并称早已成为业内的"行话"，活血通经、祛瘀止痛，谁能出其右！桃仁再啰嗦一句哈：桃乃肺之果，肺与大肠相表里……你该猜到什么了吧？

益母草：天下所有妈妈的守护神！产后要药，利水神品，谁与争锋！

牛膝：是不是有牛的膝盖的即视感呢？"牛膝"突出体现了中药药名与生肖文化的巧妙联系，这可是只有在我的课上才能听到的喽！它的绝招就是"引血下行"，弄懂了这四个字，赏你一盘鲜嫩的牛肉呦！

鸡血藤：既善活血，又能补血，本章独一份儿！

马钱子：伤科要药，止痛神品。其实挺委屈，因为结束了一代词宗李煜的性命而"一战成名"！反过来一想，人家可是风湿顽痹、麻木瘫痪的"克星"啊！

三棱、莪术：又一对相须绝配，又一组抗癌神方！为多少癥瘕积聚的患者扬起生命的风帆！

石决明：号外号外！此宝宝是鲍鱼的贝壳，鲍鱼的贝壳，用上就大补喽，哈哈！作为一味中药，它依然是很光鲜亮丽的存在。既能潜肝阳，又可泄肝热，还善益肝阴，为平肝凉肝之佳品！有没有决明子的即视感？没错的啦，人家还是眼科专药嘛，对于"眼红"（目赤肿痛）、"眼花"（视物昏花）、"眼黑"（青盲雀目）等目疾，可显神功嘞！煅后外用还有收敛、制酸、止血之能，本事不小吧？

牡蛎：夸石决明的时候，不妨也给我鼓鼓掌嘛——人家也是贝壳！它的家在大海——益阴之功更强；深处的海水很咸——软坚散结之力尤强，痰核、瘰疬、瘿瘤不在话下呀；任它惊涛骇浪，我自闲庭信步——质重能镇，心神不安、惊悸怔忡的克星；坚硬的"盾牌"，固护着脆弱而娇嫩的内脏——收敛之能尤著，善疗自汗盗汗、遗精滑精、崩漏带下。最后弱弱地偷偷加一句，治胃溃疡，也不比石决明差啊！

代赭石：红色的石头除了朱砂，还有它，快来见识见识雁门关的"特产"呀！除入心肝外，还主走肺胃，这就"高大上"啦，因为这俩脏都容易犯同一个毛病——气机上逆！因此胃气上逆之呕吐噫气，肺气上逆之久嗽喘息，交给代赭石就欧啦。当然，还有一个特长，有凉血止血之效，或许是"以红克红"的神韵吧！

羚羊角：来自西伯利亚的馈赠——赛加羚羊的角。极寒之地必生极妙之品，为肝风内动，惊痫抽搐之要药——肝风内动、肝阳上亢、肝火上炎，一齐拿下！还是"凉开三宝"里的常客——最善治温热病壮热神昏，温毒发斑；也经常和黄连、金银花组队作战，对付痈肿疮毒。

牛黄：牛的胆结石都能入药？中华本草的非凡魅力和绝世神功！清心凉肝、息风止痉的圣药之一！大名鼎鼎的安宫牛黄丸谁人不知呢——开窍醒神，诚有殊功！牛黄解毒丸想必也都晓得吧——亦为清热解毒之佳品。

天麻：是谁坐拥"有风不动，无风独摇"的"鬼督"神韵？是谁缔造"无叶犹旺，无根犹生"的"赤箭"神奇？天麻！眩晕头痛的要药，肢麻痹痛的佳品。

地龙：上食埃土，制水尤强；下饮黄泉，咸寒更盛；先引后伸，木气独重；穿行无阻，以通为用；太祖典故，疗喘甚佳。（需仔细揣摩，方能参透天机哈）

全蝎、蜈蚣："重量级拳王"闪亮登场！一个号称"万蚕"，一个号称"百足"，合而用之，效专力宏，无往而不胜！就像人体的"推土机"，哪里最壅堵，哪里显神功！

僵蚕：看药物来源貌似是"木乃伊"上线——别害怕哈！既可息风止痉，又能化痰定惊，尚有软坚散结之功！蚕宝宝吃啥长大滴？桑叶！桑叶能干啥？解表！好，正所谓"吃啥补啥"——僵蚕亦有疏散风热之功！

麝香：又是一味动物药——麝的成熟雄体香囊中的干燥分泌物！收集起来，阴干后，就成"冲天香阵透长安"的效果喽！走窜之性甚烈，有极强的开窍通闭之功，乃醒神回苏第一要药，

"凉开三宝"中的长客！最善行血中之瘀滞，开经络之壅遏，具有活血通经、蠲痹止痛之功，妇、儿、伤科诸疾，无不应手取效。影视剧中一个又一个"小主"们的遭遇让我们深刻体会到了四个字——宫闱独禁！

冰片：与麝香的关系可谓"不是亲人，胜似亲人"——相须为用，效专力宏。小小的冰片也能在危难时刻展现奇功——速效救心丸、复方丹参滴丸等的重要组成，够高大上吧？在五官科和皮外科领域，人家也是杠杠的存在，有良好的泻火解毒、清热止痛、防腐生肌之功，广泛用于目赤肿痛、口舌生疮、咽喉肿痛、水火烫伤等症。

石菖蒲：在水一方的翩翩君子，芳香走窜，善于化湿、豁痰、辟秽而开窍醒神，对于痰湿秽浊之邪蒙蔽清窍导致的神志混乱，最为拿手！入心经，有宁心安神、聪耳明目之功，是不是做梦都幻想赶紧找个背中药的捷径呀？那就试试"不忘散"吧！气味芳香之品，又为脾胃所喜，具有化湿醒脾和胃之功，对于湿阻中焦，脘痞不饥，噤口下痢等症，也可收满意疗效。

人参（授课用语）

同学们好，今天我们一起学习一味举足轻重、妇孺皆知的中药：人参。它自古以来就被誉为"百草之王"，药材因头足悉备，酷似人形，所以穿越千年，仍自带"神秘的光环"，直到今天，依然有许多令人称奇之处。人参虽然是一种草本植物，却可以穿越春秋，拥有千年寿命。它的发音与"人身"相同，五片附叶形似手掌，种子样貌酷似肾脏，孕育周期恰似怀胎十月，这些特征都给研究者们带来无尽的惊喜、惊奇与惊叹。接下来，我们就走近这味中药的前世今生。

人参是一种古老的五加科草本植物，是地球上仅存的新生代第三纪孑遗植物之一，经过千百年的演变，目前主要分布在我国长白山低温少光的针阔混交原始森林中。传统上以吉林抚松县产量最大、质量最好。这个人参呀，野生者名为"山参"，栽培者俗称"园参"，播种在山林野生状态下自然生长的，习称"籽海"。本品有特异的香气，味微苦而甘甜。

接下来我们重点学习人参的主体内容。人参的药性是甘、微苦，微温，归脾、肺、心、肾经。对于它的功效，我想最大名鼎鼎的，就要数"大补元气，复脉固脱"了！不得不说，人参是一个可以"挽狂澜于既倒，扶大厦之将倾"的神一般的存在，为拯危救脱之要药。凡是大汗、大吐、大泻、大失血或大病、久病所致元气虚极欲脱，气虚微弱、汗出不止、脉微欲绝时，单用大剂量浓煎就可收到佳效，所谓"重剂起沉疴"，即是如此。这参汤，补养过素体孱弱的林黛玉，支撑过病入膏肓的贾瑞，挽救过奄奄一息的洪承畴，在或现实、或虚拟的世界中，一次又一次地彰显着自己的神功，让人叹为观止。若气虚欲脱兼见汗出，四肢逆冷者，应与回阳救逆之附子同用；若气虚欲脱兼见汗出身暖，渴喜冷饮，舌红干燥者，本品兼能生津，常与麦冬、五味子配伍。

其后的功效是补脾、益肺、助肾，为三脏气虚之圣药。那"圣"

在哪里？注意啊，古人也会做实验。《本草图经》云："相传欲试上党人参者，当使二人同走，一与人参含之，一不与，度走三五里许，其不含人参者必大喘，含者气息自如也。"够厉害吧？具体而言，首先说说脾，人参的第一归经是脾经，为补脾气的要药。凡是脾气虚弱、食少便溏、乏力失血者，均可作为主力发挥主要作用；其次呢，是肺。人参也擅长补肺气，凡是肺气虚弱、咳嗽无力、气短喘促、自汗脉弱者，均可配伍应用。其实在补脾的同时，肺也能得到补益和固护，大家在脑海中有没有"培土生金"四个字的即视感呢？对于肾，人参也能发挥它的作用，有助肾气、益肾阳之功，对于肾不纳气的短气虚喘、肾阳虚衰的阳痿宫冷，也能发挥很好的作用。

人参是既能补气，又可生津的。正所谓"气回则津液生，津液生则渴自止"，对于热病或消渴病引起的气津两伤尤为适宜，多次给饱受糖尿病困扰的患者带来了福音。人参味甘，还能通过补气而生血、养血，对于脾气虚不能生血以致气血两虚，久病虚羸者，也可选用。此外，人参还入心经，而心又藏神，所以它的安神益智之功也是被人津津乐道的。无论是心气虚弱、心脾两虚，还是心肾不交，人参都能与茯苓、当归、生地黄等小伙伴们密切配合，各司其职，带走一次心急火燎，还你一份心平气和，给你一碗心旷神怡。多次成功的临床实践也反复印证，人参可以缓解疲劳的感觉，促进智力的发展，延缓记忆的衰退。

言至于此，我们给人参作个总结：本品最善补气，能使元气充沛，脾肺气足，阴血津液得以化生，故凡一切气、血、阴津不足之证皆可应用，为"虚劳内伤第一要药"。至于用法用量呢，煎服可掌握在 3~9g，挽救虚脱时可用至 15~30g，文火另煎兑服。也可以研粉吞服。补益应从小剂量开始，煎汤服用，缓慢增加剂量。慢性病久服可熬膏，或入丸、散。其所含的皂苷对胃黏膜有一定的刺激作用，敏感者不宜空腹服。救急可频服。当然啦，大家也不要忘记人参最不喜欢的两个家伙，藜芦和五灵脂！而且传统认为，人参不宜与莱菔子同用，也不宜与维生素 C、烟酸、吗啡、阿托品、免疫抑制剂、降压药等同用或合用。

说到这里，同学们，其实你知道吗？即便拥有"补益之功，独魁群草"的盛誉，在历史上，人参也是"毁誉参半"的。人参也会"好心办坏事"——它的不良反应和毒副作用也是时常高悬于医者头上的达摩克利斯之剑！直到今日，人参产生不良反应的报道，仍使其处在医药界的风口浪尖。例如，有儿童连续服用人参导致性早熟，有成人连续服用人参导致高血压，甚至有因为一次服用40g人参而死亡的现象，还有人参服用后出现的身体不适、流鼻血、失眠等"人参滥用综合征"，这些都会使我们对人参在崇拜和感佩之余，多了几分敬畏之心。也就是说，人参虽为补虚扶弱之佳品，但必须辨证属于气虚、气血两虚者方可使用。凡身体健康、无虚弱表现者不宜滥用。服用后若出现头痛、心悸、失眠、血压升高、烦躁、鼻出血、便秘、食欲减退、恶心呕吐等症状者，应及时停药就医。关于人参，我们就谈这么多，在教材后，还有两个附药，供大家课下自主学习即可。今天我们就讲到这里，同学们再见！

黄芪（授课用语）

同学们好，今天我们一起来学习另一味补气作用十分强大的中药。古往今来，鲜有药物，能像它那样，"荣誉"等身，家喻户晓，广受推崇。在历史上，关于它的典故和传说，更是数不胜数：苏东坡大病初愈，谪居密州，常以此作粥，写下千古名篇；王摩诘送别友人，潸然泪下，发出"春草明年绿，王孙归不归"的慨叹。许多情况下，它都是医家眼中补气的不二之选。养生保健舍不得它，疾病治疗离不开它，病后康复忘不掉它。有时候，它像谦和持重的长老智者；有时候，它似风度翩翩的王孙贵族；有时候，它如除恶务尽的猛将干吏；在一次又一次治病疗疾的征途中，它从未让我们失望。它，叫作黄芪。

它来源于豆科植物蒙古黄芪或膜荚黄芪的干燥根，主产于山西、甘肃、黑龙江、内蒙古等地。本品以切面色淡黄、粉性足、味甜者为佳，生用或蜜炙用。其实你知道吗？黄芪之所以有如此显赫的补气作用，恰恰源于其自身的生长环境和生长特性：质量上乘的黄芪多生长于北部地区，那里干旱缺水、日夜温差大、光照充足。而黄芪的茎高大直立，枝叶繁茂，根系发达，深入土层，得水泽之精，从而使其具有显著的甘温补气作用。黄芪特别善于补益脾气，而脾胃又为气血生化之源，因此它的补养之功，历用不衰。黄芪的根是很特别的。一年一年，深深扎入泥土，无限伸展，盘根错节，三年竟可达两米多长。晒干、切开，黄芪的片像一朵朵盛开的黄色菊花的花心，更像是一个个甘甜怡人的笑容。

黄芪古代写作"黄耆"。《本草纲目》解释为："耆，长也。黄耆色黄，为补药之长，故名。"其中的黄，描绘出了药材的颜色；耆，则高度概括了它所具有的增益补虚、延缓衰老之能。

　　我们具体来看一看：黄芪在药性上是甘，微温，归脾、肺经。它的功效很多，涉及面很广，可谓是"神通广大"。首先我们来看补气升阳、利水消肿。黄芪是补益脾气的一员健将，对于脾气虚弱，倦怠乏力，食少便溏，单用即可见效；或是与党参、白术等同类药酌情配伍。黄芪不仅能补脾，还能升脾，《本草正义》赞其"中阳不振，脾土虚弱，清气下陷者最宜"。尤长于治疗脾虚中气下陷的久泻脱肛、内脏下垂。此时常配人参、升麻、柴胡等同用。而且黄芪长于补脾肺之气，肺气得补而水道通调，脾气得补而水津四布，因此，本品还为气虚水肿之要药。对于脾虚水湿失运，浮肿尿少，较为适宜。除此之外，还可补气以摄血，治疗脾虚不能统血所致的失血证。由此大家不难看出，为了脾，黄芪真的是"煞费苦心"呀！我们不妨高度概括为：补脾、升脾、运脾、统脾！由此可见，说它是补气不二之选，的确实至名归！

　　除了补脾，黄芪还可以补肺。对于肺气虚弱，咳嗽无力，气短喘促，声低懒言，有良好疗效。更为巧妙的是，黄芪通过补肺气，可促进卫气宣发到肌表，更好地发挥温养肌肤、抵御外邪、职司开阖、调节汗液的作用。诚如《本草正义》所云，本品"能直达人之肌表肌肉，固护卫阳，充实表分，是其专长"。在临床上，对于卫气不固，表虚自汗，常与牡蛎、麻黄根等品同用；若卫气不固，易感风邪者，则多与白术、防风搭档。想起一句诗，我们不妨稍加改动一下："但使肺卫黄芪在，不教外邪度衣衫"。我们再接着看，黄芪具有健脾益气、生津止渴之功，也可治疗内热消渴。此外，通过补气又有助于生血养血，故也常用治血虚或气血两虚，面色萎黄。正如《本草新编》而言，"功用甚多，而其独效者，尤在补血"。

我们可以通过黄芪对气血的作用进一步拓展。本品功擅补气，能使营卫之气充足，方能鼓动血脉，使气旺则血行，而收行滞通络之效。无论是不通还是不荣，对于卒中后遗症、痹症，因气虚血滞，筋脉失养，症见半身不遂、肌肤麻木者，常用黄芪治疗。关于这方面，也是有个经典的故事。据《旧唐书·方技传》记载，柳太后突然中风，因为口噤而不能服药，新蔡王心急如焚，请诸多名医均不能奏效。精通医药的许胤宗另辟蹊径，提出用热汤熏蒸法为太后治病。于是用黄芪、防风两味药煮汤数十斛，置于柳太后的床下。药气弥漫，水雾缭绕，柳太后当天晚上就能说话，再行调理，康复如常。历经千百年岁月的洗礼和见证，在现代，依然运用本品来临床治疗气虚血滞的胸痹心痛，配伍红花、丹参、三七等，疗效甚佳。

最后，黄芪在一些医学家的眼里，还被誉为"疮家圣药"，这是为什么呢？因为它可以行补气养血之功，使正气旺盛，可收托毒排脓，生肌敛疮之效。如《本草汇言》之语：痈疡之证，脓血内溃，阳气虚而不愈者，黄芪可以生肌肉；又阴疮不能起发，阳气虚而不溃者，黄芪可以托脓毒。对于正虚毒盛，不能托毒外达，疮形平塌，根盘散漫，难溃难腐者，可以本品与人参、当归、升麻、白芷等同用；对于溃疡后期，因气血虚弱，脓水清稀，疮口难敛者，常与人参、当归、肉桂等同用。

至于用法用量呢，没有太多的特殊性，煎服剂量掌握在 9~30g，内服入汤剂或熬膏，亦入丸、散剂。常规煎煮，宜饭前服。最后给大家提个醒，本品能助湿生热，不可滥用。外感风热或温热实热内炽、阴虚火旺等证慎用；肝气不和、肝旺多怒、表实邪盛、疮疡阳证实证、中满气滞、食积停滞、痰壅气滞之中风忌用。低血糖、自身免疫性疾病、出血性疾病、甲亢、桥本甲状腺炎不伴气虚者慎用。

传统上认为，黄芪不宜与鳖甲、龟甲、白鲜皮、藜芦、五灵脂、防风等同用，不宜与降压药、强心苷类药、肝素、阿司匹林等药物合用，不宜与碱性食物如葡萄、茶叶、葡萄酒、海带等同食。

同学们，黄芪质地温和，貌不惊人，却体贴入微，把一身的阳气，一身的正能量，慢慢悠悠、绵绵不绝地渗入人体的每一个细胞，每一根毛细血管，每一寸骨骼之中。韧劲十足的甘濡气息，在"润物细无声"中缓缓地推动气血流动，使肌肤润泽，五脏六腑也随之苏醒，无力低微的生命由此振奋，精神焕发。好的，关于黄芪我们就说这么多。

白术（授课用语）

同学们好，今天我们一起来学习另一味功效"棒棒哒"的补气药：白术。本品为菊科植物白术的干燥根茎，主产于浙江、安徽等地。气清香，香气浓，味甜微辛，以切面黄白色、香味浓者为佳，生用或麸炒用。对于它的植株和饮片特点，同学们看图，我再多说两句：白术这味药，多产自南方，南方的湿气比较重，所以白术本身化湿的效果就比较好，抵御湿气的力量也就比较强。白术的花较为紧凑、含蓄，是一种收敛之象，因此白术固守中焦的效果十分满意。白术的药用部位是块根，外形十分饱满，像握紧的拳头，饮片为黄白色，这些都是土气之象。大家记着哈，好的白术饮片有两大特点：一是油点多，白术的香气就是从油点散发出来的，油点多，说明收藏的力量就足；二是有很多小孔，空洞较多的一般都是 5 年以上的，药劲足，药效长。

下面我们来具体看一看白术。它味甘、苦，性温，归脾、胃经，甘温补虚，苦温燥湿，白术最大的特长就是既长于补气以复脾运，又可燥湿利尿以除湿邪。对于脾虚有湿，食少便溏或泄泻，常与人参、茯苓等品同用，见于经典名方参苓白术散；对于脾虚中阳不振，痰饮内停，宜与温阳化气、利水渗湿之品配伍，如苓桂术甘汤；要是脾虚湿浊下注，带下清晰，可与健脾燥湿之品同用。说到这里，我想问问大家，人体有哪些水湿泛滥的疾患呢？同学们可以结合前学，认真思考思考。是的，的确有很多，例如，第一，口中流清水；第二，咳吐清稀样痰饮；第三，皮肤湿疹，起水疱；第四，身体水肿，腿脚沉；第五，大便不成形，稀烂如泥；第六，妇人带下量多，清稀如水；第七，男子腰痛酸重，如束五千斤钱，等等。这些情况，一般都可以用白术和我们前面学过的苍术相配治疗，苍白二术，是去脾胃湿邪的黄金搭档。因此我们可以看到，教材中特意写到了它的一个或许让人参都羡慕不已的"荣誉称号"：补气健脾第一要药！《本草汇言》也赞曰："脾虚不健，术能补之；胃虚不纳，术能助之。"这是由它的特性决定的。

白术既是一味补气健脾药，又可以通过燥湿、利尿而有效地排出由脾虚而停滞于体内的湿浊；又性温燥，为脾所喜，能满足其在病理状态下的需要。所以，对于脾虚而出现的湿邪阻滞，倦怠乏力，身体困重，或者吐泻、痰饮、水肿、白带过多等症状，白术最为适合。有时候你真会觉得，人体的中焦脾胃就如同鼎炉，如果火力不够，就会拉稀泄泻，大便不成形，而肠胃中的水谷若得到温化，自然也就没有拉稀泄泻了。正如锅下火力充足，锅里的食物自然被蒸熟煮烂。还有，为什么四肢疲倦、懒惰嗜卧要用白术呢？其实还是和湿有关。湿性重浊，让人觉得沉重少力，所以健脾就可以除湿，除湿就可以恢复四肢轻快，振作神志。古人认为，脾胃功能强不强，是身体是否轻健的根本。用白术温运脾胃，除去阴湿。脾又主四肢，从脏腑到四肢的阴湿除去，就像为身体减负一样，所以四肢轻健，就能够涉险负重。经常有白领在上班时间总是犯困，一经询问，不仅没有熬夜，睡觉还挺多，那怎么会"越睡越困"呢？原来，当身体有湿气时，越睡觉人就越累。因为湿性重浊，所以人容易嗜卧疲倦。这不是睡多睡少的问题，不把湿邪除去，你睡三天三夜，也补不回觉。因此，中医眼中的疲倦，不是简单地去提神，去补充能量，而是看他体内是不是有湿邪。如果有的话，除湿就是给他增加精力，就是在给身体减负，此时，白术就能派上用场了。

接下来的特点呢，白术和上次我们讲到的黄芪差不多，也是益气健脾，固表止汗，用于治疗脾肺气虚，卫气不固，表虚自汗，易感风邪。最后也不要忘记，人家白术还是一味理想的安胎药。它能益气健脾，脾健气旺，胎儿得养而自安，故有安胎之功。如《本草正义》所言，"主安胎，盖为妊娠养胎，依赖脾土，术能健脾故也。"古人认为胎气系于脾，因为脾主大腹，脾虚则蒂无所附，容易脱落，所以用白术来巩固脾土，增强脾主大腹的功能，来保住胎元。适用于妇女妊娠，脾虚气弱，生化无源，胎动不安之证。这时候大家可以翻开自己的笔记本，在安胎药的总结中，再补充上白术，并思考它们的配伍应用。气虚而兼有内热者，可配伍黄芩清热安胎；兼有气滞胸腹胀满者，可配伍苏梗、砂仁等理气安胎；若肾虚胎元不固，可与杜仲、续断、阿胶等同用，以补肾安胎。

说到用法用量和使用注意呢，比较简单，水煎服的剂量掌握在6~12g，燥湿利水宜生用，补气健脾宜炒用，健脾止泻宜炒焦用。不过对于阴虚内热、津液亏耗，还是不宜使用的。此外，白术用于脾虚湿盛诸证，应注意观察患者的食欲、体力、大便、水肿、汗出、带下等症状与体征改善情况；用于胎动不安，应注意观察患者下腹坠胀、腹痛、阴道出血等症状和体征变化。还要注意，白术在使用时，不宜与部分降糖药、抗菌药以及汞剂、碘剂、砷剂、抗组胺药、利尿药同用。传统也认为，本品不宜与桃、李、雀肉、蒜、青鱼等同用。

既然我们今天说到了白术，想必大家一定还记得苍术吧？白术与苍术古时不分，统称为术，后世逐渐分别入药。二者均具有健脾与燥湿两种主要功效，然而，白术以健脾益气为主，多用于脾虚湿困而偏于虚证者；苍术则是以苦温燥湿为主，适用于湿浊内阻而偏于实证者。此外，白术还有利尿、止汗、安胎之功，苍术还有发汗解表、祛风湿及明目之用。

鹿茸（授课用语）

我们一起来学习鹿茸这味补阳药。它是来源于鹿科动物梅花鹿或马鹿的雄鹿头上未骨化密生茸毛的幼角，主产于吉林、辽宁、黑龙江，以质嫩、油润者为佳，切薄片或研成细粉用。鹿茸是我们学习的又一个动物药，而且补益的效果很好，换句话说，这又是一味"血肉有情之品"。本品甘咸性温，入肾经，禀纯阳之性，具生发之气，故能峻补肾阳，益精血，适用于肾阳亏虚、精血不足证。

大家都比较熟悉鹿这个动物，它喜欢生活在森林之间，善于跳跃，感官非常灵敏。中医认为，肾阳主周身的动力，生命的原动力来自于命门肾阳，肾为作强之官，主技巧。那些心灵手巧、反应敏捷的人，大多有充足的肾阳，而且能够节制欲望，能够保精固元，所以才能练出超群的技巧、灵敏的感官。因此，中医看到善于纵跃、极其灵敏的鹿，就知道它具有充足的肾阳。正因为这样，它才能够把阳气直冲巅顶，阳气有余，就长为鹿角。大家想想，一个动物居然能长出骨角来，它的气血将是有多么的强大和充盛？因此，鹿茸补肾阳、益精血之力尤甚，就不难理解啦！所以对于阳痿遗精、宫冷不孕、畏寒神疲、眩晕耳鸣等，遣本品单用即可收到良好疗效，例如，十分经典的鹿茸酒。

此时，鹿茸作为一团阳火，被酒带到身体各个阴寒死角，使潮湿寒冷之处得到普照，这样，阴霾自消，病痛自愈。我们如果非常形象地比喻这个鹿茸酒，那么，这酒就像赤兔马，鹿茸就像关云长，关云长骑上赤兔马，就可以过五关斩六将，无往而不利，无坚而不摧。如果是精血耗竭，面色黧黑，耳聋目昏，也可与当归、乌梅等同用；对于诸虚百损，五劳七伤，还可与人参、黄芪等同用。但有两点还是需要引起大家的稍加注意：由于药源较少、价格昂贵等原因，鹿茸在临床上的应用或许不如大家想象中的那样普遍。不过，鹿茸即便是再能"峻补"元阳，也不能"回阳"！危难之刻，回阳救逆之时，还得是附子、人参出马，才可妙手回春。

接下来是鹿茸的其他几个功效。本品还有一大特点，就是入肝肾经，既补肾阳，又强筋骨，常用于肾虚骨弱，症见筋骨痿软或小儿五迟等，有没有五加皮的即视感呢？此外鹿茸对于骨折后期愈合不良的情况，也可与骨碎补、续断、自然铜等配伍，发挥治疗作用。还有鹿茸补肾阳、益精血之功在女子方面的体现就是三个字："调冲任"。中医认为，冲为血海，任主胞胎。冲任亏损，容易血枯经闭，胞胎不安，崩漏带下。此时，非要大补冲任，填充血海不可。而鹿茸恰恰可以迅速地巩固冲任，生精补髓，填充血海。对于崩漏不止，虚损羸瘦，可与乌贼骨、龙骨等同用；对于白带过多，可与狗脊、白蔹等协同增效。

最后，在皮科和外科领域它的功效又表现为"托疮毒"，有托毒生肌之效，适用于阴疽疮肿内陷不起或疮疡久溃不敛，此时可与肉桂、当归等品共同使用。这又是为什么呢？其实啊，鹿茸的精髓之处，绝不仅仅是简单的壮补精血、强大腰肾，更重要的是，它代表一股生机，生发气血之机，生发筋骨之机，就像初生牛犊般的少阳之气。此气长存，很多病痛就像尘垢一样纷纷脱落，从而被新鲜的气血所取代。鹿茸，以它强大的生机，像雨后春笋那样，往上往外顶，这样，新鲜的笋尖就能将陈旧的笋壳和败浊的淤土取代，从而独秀于林。我们在治病的时候，不能总是盯着疮毒和病痛本身，而是要呵护人体的生机，只有生机才能够战胜死气。一座山如果没有草木，就叫荒山，就会死气沉沉；一旦植上草木，整座山就活了。人体也一样，一旦生机盎然，气血生发迅速，马上就焕发一新，病痛也就会像枯枝落叶一样纷纷掉下来，这才是鹿茸托疮毒的真正道理。

接下来我们说说用法用量和使用注意。鹿茸内服，以 1~2g 为宜。应从小剂量开始服起，逐渐加至常量。缓解疲劳宜用小剂量，肾阳虚衰较重者可用稍大剂量。研末冲服，或入丸散；亦可浸酒服用。鹿角胶宜烊化兑服，用于补肾阳、益精血宜饭前服。还有，鹿茸用于阳痿遗精，宫冷不孕，应注意观察患者性功能的变化，适时进行精液分析、卵泡监测；用于崩漏带下，应注意观察阴道出血和白带变化；用于肾虚骨弱，应注意询问或观察体力和肢体功能情况。一言以蔽之，鹿茸在使用时，绝不可骤用大量，以免阳升风动，助火酿血。

熟地黄（授课用语）

熟地黄为玄参科植物地黄的干燥块根，经复杂的程序炮制加工而成，以块肥大、断面乌黑色、味甜者为佳。古人说，药之最精华膏油者，莫如熟地黄。把熟地黄拿在手中一捏，非常滋润柔腻，再一尝，还是这感觉，熟悉而亲切。熟地黄的药性是甘，微温，归肝、肾经，在补血药的队伍里，也是个妥妥的实力派。它甘温质润，补阴益精以生血，可"大补血虚不足"，也是治血虚证的要药。对于血虚萎黄，心悸怔忡，月经不调，崩漏下血等症，最为适宜。

接下来就是熟地黄最"高光"的时刻啦！它味甘滋润，入肝肾善于滋补阴血，为治疗肝肾阴虚证的要药。古人评价其可"大补五脏真阴"，可以治疗肝肾阴虚之腰膝酸软、遗精盗汗、耳鸣耳聋等，并与山茱萸、山药等同用。同学们，这就是大名鼎鼎的六味地黄丸的雏形啦！有没有如雷贯耳的感觉呢？六味地黄丸就是通过补肾水从而进补五脏真阴的。因为肾主水，受五脏六腑之精而藏之。当肾水满壮，五脏六腑都能得到灌溉；肾水不足，五脏六腑之真水就不足，这叫一荣俱荣，一损俱损。若是肝肾阴虚，虚火上炎，骨蒸潮热，颧红盗汗，就再加上知母和黄柏，这就是知柏地黄丸的路数喽！还有，熟地黄除了补血、滋阴之外，还有"益精填髓"的本事。说到这里，给大家介绍本药的一个别称——"地髓"。这个名称，主要与地黄的生长习性和功效有关。地黄的生长，需要汲取土壤中的大量养分，最终会耗尽土地的精髓。所以一旦种植地黄后，同一片土地在十年内不可再种植地黄，不然会造成地黄大量减产，药材质量也将大大降低。正是地黄的这种生长特性，赋予了其这一显著的功效特性：益精填髓。髓乃精血所化生，有脑髓、骨髓和脊髓，是构成人体和维持人体生命活动的精华物质。地黄秉受土中精髓而具有益精填髓之功，故有"地髓"之称。可用治肝肾不足，精血亏虚，眩晕耳鸣，须发早白等症。不得不说，熟地黄真的是"男女皆宜"。男人，以肾为先天，故男人体虚，必先从肾入手，常会选择六味地黄丸加减变化；女人以肝为先天，熟地黄还可以滋阴养血、补肝血，故女人体虚当以补肝血为主，所以补血第一方四物汤里，就有熟地黄。

在使用上，熟地黄煎服以9~15g为宜，也可入丸、散剂，或煎膏、浸酒服用。饭前服用为佳，外用适量。对于血虚证，用药时，应注意观察食欲、面色、心悸、二便、月经量等情况，定时监测血常规；用于肝肾阴虚，精血不足，应注意观察潮热、汗出、口渴、听力、眩晕等的改善情况。此外，熟地黄性质黏腻，有碍消化，凡是气滞痰多，湿盛中满，食少便溏均需忌服。如果一定要长期服用，那一定要与陈皮、砂仁等同用，以免滋腻碍胃。对于糖尿病患者、单纯性肥胖患者，忌本品单味大量长期服用。传统意义上认为，本品恶贝母、畏芜黄。服用本品时，也忌食萝卜、葱、蒜、诸血。

最后，了解一下鲜地黄、生地黄和熟地黄的对比。地黄之名，始见于《神农本草经》，现在临床使用的呢，有鲜、生、熟三种。均有养阴生津之功，而治阴虚津亏诸证。鲜地黄甘苦大寒，滋阴之力虽弱，但长于清热凉血、泻火除烦，多用于血热邪盛，阴虚津亏证；生地黄甘寒质润，凉血之力稍逊，但长于养心肾之阴，故血热阴伤及阴虚发热者最适宜；熟地黄性味甘温，入肝肾而功专养血滋阴、填精益髓，凡真阴不足，精髓亏虚者，皆可用之。

龟甲和鳖甲（授课用语）

接下来我们学习功效相近的两味补阴药，也是动物药：龟甲和鳖甲。首先来看龟甲。它首载于《神农本草经》，为龟科动物乌龟的背甲及腹甲，主产于浙江、湖北、湖南等地。说到这个动物呢，大家都会比较熟悉。龟，是长寿而灵性的象征。早在《礼记》中就将其列为"四灵之一"，而有"麟凤龟龙，谓之四灵"的记载，古人也很早就认识到了龟的药用价值。大家不要忘记，在我们中药学课堂中出现的龟甲、鳖甲、龙骨，曾经都化身为了"甲骨"，承载着我们祖先的记忆和呢喃，也开启了中华名族的智慧之门。

那么龟甲的药性呢，是咸、甘、微寒，归肝、肾、心经。接下来看它的基本功效和临床应用。首先，本品甘寒质重，入肝肾经，大有"补水制火"之功，可"壮肾水，退骨蒸，通任脉，潜虚阳"，凡肝肾阴虚所致的阳亢、内热及风动诸证，均可使用。若治阴虚阳亢的头痛眩晕，常与白芍、天冬、天麻等同用；若治阴虚内热之骨蒸盗汗，常与熟地黄、知母、黄柏等同用；若治阴虚风动之手足蠕动，常与阿胶、鸡子黄等同用。在这里，我们进行一个小的拓展。不知道大家是否还记得，在讲鹿茸时，我们说过，鹿，乃天下至阳之物，生长于高巅之上，其茸角乃巅顶诸阳所会之处，极具生机。而现在老师要说啦，龟，乃天下至阴之物，生长于深海之中，龟之腹板在下，乃药物龟甲，善于填补真阴。鹿善动、善跑，为阳主动的体现；龟善静、善定，为阴主静的彰显，所以古方里有个龟鹿二仙胶，并补阴阳，疗效甚佳。

此外，本品还"专补阴衰，善滋肾损"，有滋肾养肝，健骨强筋之功。对于肝肾不足之腰膝酸软、下肢痿弱、步履艰难等，常与熟地黄、当归等同用；对于小儿先天不足，精血亏损之五迟五软、囟门难闭等，常与黄芪、龙骨等同用。本品还入心经，能滋养阴血而安神定志，适用于阴血亏虚、心神失养所致的惊悸、失眠、健忘等，常与石菖蒲、远志等同用。最后，本品能入下焦，滋阴制火，固冲止血，适用于阴虚血热、冲脉不固之月经先期，经血量多，色紫黑，常与白芍、黄芩等同用。

在使用上，9~24g较为适宜，入汤剂应打碎先煎。外用适量，外用烧灰研末敷。龟甲用于肝肾阴虚诸证，应注意观察头晕、发热、汗出、手足抽动等改善情况；用于肾虚筋骨不健，小儿五迟五软，应注意观察腰酸腰痛、步履力量及小儿囟门、出牙和行走时间、鸡胸、龟背等情况；用于阴血亏虚者，应注意观察心悸、睡眠、月经等情况。

最后，本品为动物制剂，可引起过敏反应，使用时应加以注意。脾胃虚寒、肾阳虚及有寒湿者忌用。传统上认为，本品不宜与沙参、人参合用，不宜与四环素类药物合用。在饮食方面，忌辛热食物，也忌与酒、苋菜同食。

接下来我们学习鳖甲。它也是首载于《神农本草经》，为鳖科植物鳖的背甲，主产于湖北、湖南、江苏等地，全年均可采集。

对于药性，它是咸、微寒，归肝、肾经，基本功效是滋阴潜阳、退热除蒸和软坚散结。首先，本品咸寒质重，归肝肾经，能滋补肝肾、潜阳息风、清退虚热，适用于肝肾阴虚所致的阴虚内热、阴虚阳亢、阴虚风动等证。

在这方面，功用与鳖甲相似，二者常常相须为用。但本品滋养之力稍逊，尤善退虚热，除骨蒸，为治疗阴虚发热的要药。例如，对于肝肾阴虚、虚火内扰的骨蒸潮热，或低热日久不退，常与秦艽、知母等同用；对于温病后期，阴液已伤，余热未尽之夜热早凉、热退无汗，可与青蒿、生地黄等配伍。还有，本品味咸，善能软坚散结，大家还记得"软坚散结"的含义吗？"软坚"就是能使坚硬的东西软化，"散结"就是指能使结节等一些有形的包块消散。这些病证在中医里有一个专有名词叫"癥瘕积聚"，类似于目前的肿瘤、结节等多种包块。古籍记载，本品"凡癥瘕坚积之在心腹者可除"，适用于胁下癥块，推之不移；久疟不愈，胁下痞硬；女子血瘀经闭等，常与土鳖虫、大黄、桃仁等同用。

在用法用量上，本品与龟甲较为相似。但要注意，用于肝肾阴虚诸证，应注意观察患者头晕、发热、汗出、手足抽动等改善情况；用于经闭、癥瘕、久疟，应注意观察月经、肿块、寒热等改善情况，定期进行 B 超等影像学检查。用药过程中若出现皮疹、瘙痒、皮炎等过敏反应或恶心呕吐、纳呆腹泻等消化道反应，应停药观察并及时就诊。

传统认为，本品不宜与矾石合用，不易与四环素类、异烟肼、洋地黄、磷酸盐、硫酸盐合用，不宜与苋菜、猪肉、鸭肉、兔肉、花菜、鸡蛋同食。

最后，我们简要地将两个药的功用做个对比。龟甲和鳖甲均是既能滋补肝肾之阴而退虚热，又可滋阴潜阳而息内风，为治疗阴虚发热、阳亢和风动的常用药。不同之处在于，龟甲的特长在于益肾健骨、养血补心、固经止血，而鳖甲的优势在于退热除蒸和软坚散结。好的，这节课就上到这里，同学们再见！

阿胶（授课用语）

同学们，今天我们来学习一味补益作用十分出众的中药。千百年来，无论是王孙贵胄，还是芸芸众生，都将其视作养生延寿的不二之选。它来源于血肉有情的动物，蜕变于九天九夜的熬制，成熟于孔孟之乡的涵育，功垂于历代名流的青睐。在由小见大的历史长河中，在风云激荡的时代演进中，它给人们留下的，是无尽的感佩、感动和感慨。它的名字，叫阿胶。

滚滚长江东逝水，浪花淘尽英雄。在本草的世界里，在补养的群方中，始于秦汉，至今已有2000多年历史的阿胶，也绝对是位英雄。

那是遥远的公元229年，困顿的曹植，初来山东，顶着"东阿王"的头衔和敕封，却在心中对"相煎何太急"的残酷耿耿于怀。这位"七步成诗"的建安骄子，在激烈的储君之争中败下阵来，与皇位擦肩而过的遗憾，或许久久在他的心中挥之不去。到达东阿时，他已是心力交瘁、骨瘦如柴。起初，他满腹经纶、无处施展、郁郁寡欢，没想到，一位年轻貌美的渔姑，和那一碗神奇的药膏，使颓唐的曹植重新焕发了神采，让东阿的百姓发出了久违的感慨，子建又回来了！他还是从前那个少年，没有一丝丝改变！从此他振奋精神，潜心政务，不到两年时间，就将东阿县治理成"田则一州之丰腴，桑则天下之甲地"的富庶之乡。渔姑和阿胶，也同曹植一样，永远地留存在了那片神奇的土地。

斗转星移，改变不了世代的传承。在每个冬至的子时，东阿县寒夜里庄重的"汲水"仪式，标志着一年一度九朝贡胶的开炼。为抵御漫长的严寒，冬季进补早已成为深入骨髓的民族记忆。岁逢冬至取水，炼制阿胶，以血肉有情之品滋养生息，是自古传承的生存智慧。

汲水、打沫、熬制、挂旗、切块、擦胶……九十九道工序中，凝结着本草之美，镌刻着匠人之精，彰显着大医之诚。东阿镇之所以出好胶，得益于那里的山、水和井。镇旁的狮耳山，林茂草丰，吃了这种草的驴，皮质最佳。镇旁的浪溪河聚集了九泉之水，富含人体所需的微量元素。被浪溪河滋养的阿井之水，含有丰富的钙、铁、钾、镁、钠等矿物质，水清而重，其色透绿，每立方米水比普通水重 2~3 千克，因此润下纯阴之性更加明显。再加上阿胶是由驴的皮熬制而成，而中医学理论中有"肺主皮毛"一说，所以阿胶对于肺的阴虚燥咳、痰中带血，十分适宜，此时常与牛蒡子、桑叶、杏仁等同用。本品呢，又养阴而滋肾水，对于热病伤阴，肾水亏而心火亢出现的心烦失眠，也有突出疗效，此时常与黄连、白芍共同使用。对于真阴欲竭，阴虚风动，手足抽动之象，也可以本品与龟甲、鸡子黄等养阴息风药伍用。因为气属阳，血属阴的缘故，滋阴佳品，于血分也必有益处。何况阿胶由驴皮熬制而成，本就为血肉有情之品，又甘平质润，历来被视为补血要药。对于各种原因导致的血虚证，均有十分满意的疗效。诚如《本草思辨录》所言，"为补血圣药，不论何经，悉其所任"。对于久病体弱，血亏目昏等，可与熟地黄、黄芪等同用；对于气血双亏，四肢无力，面黄肌瘦，健忘失眠等，可与人参、熟地黄、何首乌等同用。

历史的车轮滚滚向前，我们来到了魂牵梦萦的大唐，一位面容姣好，深谙"女子以血为本"的姑娘，在开元盛世的余晖中，走进了金碧辉煌的大明宫，于是便有了那著名的"洗尽铅华依丰盈，雨落荷叶珠难停，暗服阿胶不肯道，却说生来为君容"。《全唐诗》的语句，更是将阿胶补血养颜的佳效，推上了神坛。然而阿胶的助力，在成就"六宫粉黛无颜色"的同时，也造成了"从此君王不早朝"的荒疏；"春宵苦短日高起"的结局，是"渔阳鼙鼓动地来，惊破霓裳羽衣曲"的苦涩。马嵬驿下，盛极而衰。从此干戈四起，辉煌不再。无休止的战争和动荡，使得牛皮的需求量陡然飙升，终于造成了唐宋之交的"牛皮之禁"。从此，牛皮逐渐退出舞台，驴皮正式成为制作阿胶的代用品。

或许，阿胶自诞生之日起，就注定会成为女性的保护神，女科圣品的美誉。在今天的故宫博物院中，依然陈列着当时宫廷中使用的阿胶。阿胶的绝妙之处就在于此：主入血分，主归肝经，不仅善补血，且味甘质黏，还为止血要药、安胎佳品。对于妊娠下血、肺破嗽血、血虚崩漏、脾寒吐血等，均有较为满意的治疗效果。

在使用上，阿胶剂量可掌握在 3~9g，烊化兑服，也可入丸散。阿胶用于血虚诸证，应注意观察病人唇舌爪甲及面色、眩晕、心悸、出血、食欲等体征或症状变化。定期监测血常规、造血功能。用于阴虚及虚风内动的时候，应注意观察睡眠、手足搐动、咳嗽、潮热、汗出等的改善情况。本品性质黏腻，有碍消化，用药期间饮食宜清淡易消化，不可自行加大剂量或延长疗程。还有，阿胶为动物制品，保存时应放置在阴凉干燥处。若因存储不当而出现霉点、异味、恶臭变质等，则不可服用。应注意观察胶块有无黏连、碎裂、霉变、恶臭等，超过保质期或变质的阿胶禁止服用。

关于阿胶的故事还有很多，千百年来，与阿胶结缘的帝王将相、文人墨客数不胜数。在 21 世纪的今天，阿胶早已飞入寻常百姓家，成为无人不晓的"明星"，将含有阿胶的零食放入口中，仔细一品，那是甘润的滋味，更是历史的滋味，绵长、温暖而持久！让我们在曹子建的诗中，再为阿胶点个赞吧："授我仙药，神皇所造，教我服食，还精补脑，寿同金石，永世难老。"好了，今天的课就上到这里，同学们再见。

中药文化精粹教学酝酿与实施

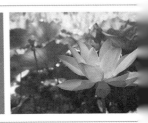

适用专业：中药资源与开发

课程类别：专业拓展（思政特色）课程

课程性质：专选

总 学 时：16学时

学　　分：1分

考核方式：考试

先修课程：中医基础理论、临床中药学

后修课程：方剂学

开课单位：药学院临床中药学教研室

一、课程概况

（一）课程简介

中药文化精粹是一门在课程思政视域下，介绍常用中药与我国传统农耕文化、生肖文化、儒家文化、道家文化、历史文化紧密关联与深刻内涵，以全新的视角引领学生深入了解华夏本草文明，融医、药、文、史于一体的医学人文类专业必选课程，亦是

中药资源与开发专业夯实基础、开阔眼界、博闻强识的特色课程。

（二）课程在专业课程体系中的地位、作用

中药文化精粹在中药资源与开发专业的人才培养体系中，是一门具有鲜明文化特色、厚重思政底蕴、丰富医药案例、深沉家国情怀的课程。本课程以本草为媒介、以案例为依托、以思政为抓手，充分利用中药"多学科融合、多领域交叉、多专业嵌套"的独特优势，深入剖析我国传统农耕文化、生肖文化、儒家文化、道家文化、历史文化中的"本草元素"，以历史发展的实践顺序编排教学内容，使学生在悠久灿烂、绚丽多姿的"中药文化之旅"中，以全新的、更加深刻的视角认识中药、思考人生，进一步培养传统思维，振奋报国之心，凝聚奋斗之志，为将来可能从事的中医药教育、科研、对外交流、文化传播及事业管理等工作奠定坚实的思想基础。

二、课程目标

（一）知识目标

（1）能够叙述常见中药在命名、药性、功用等方面的溯源或典故。

（2）能够对常用中药进行初步的文化要素归类。

（3）能够熟练说出所学中药的主要功用特征。

（二）能力目标

（1）能够根据中药名称、形态、生长（生活）特征，建立中医药思维，分析出其主要的药性及功用特点。

（2）能够运用自主学习、小组讨论、对分课堂等形式，归纳、总结、凝练出中药深厚悠久的历史文化要素。

（3）能够运用所学理论知识和思维方式，探寻更多中药的文化内涵。

（三）价值目标

深入全面地在学习中领会中华传统文化，尤其是医药（本草）文化的独特魅力，领悟出社会主义核心价值观的精辟要义，激起悠悠中华、舍我其谁的自豪感，一朝相逢、情定终生的归属感，逆水行舟、不进则退的危机感，继承创新、再续辉煌的使命感，立志将自己锻造成为切实担当起民族复兴大任的时代新人。

三、目的要求与教学内容

第一章　中药与生肖文化（2学时）

【目的要求】

（1）能够说出中药命名与生肖元素的匹配关联。

（2）深刻理解并体会中药生肖文化中蕴含的生存生活之道、自然禀赋之礼、民族精神之义。

【教学内容】

1. 牛和牛的膝盖

（1）牛的力大健壮与牛膝的补肝肾、强筋骨之功。

（2）牛的下盘稳重与牛膝的"引血下行"之能。

（3）发扬"为民服务孺子牛，创新发展拓荒牛，艰苦奋斗老黄牛"的精神。

2. 羊和磨刀霍霍

（1）"羊"与"阳"的紧密关联。

（2）淫羊藿，还是仙灵脾！

（3）柳宗元的"弃杖草"。

（4）新时代青年的"阳刚之美"：唱响主旋律，弘扬正能量。☆

3. 猴和猴姜

（1）像猴，还是像姜？

（2）霸气的名字——骨碎补。

（3）以灵动活泼为荣，以局限沉闷为禁。☆

4. 鸡和鸡血藤

（1）鸡血藤上有鸡血？

（2）歃血为盟，为什么是它的血？

（3）"规律"还是不规律。

（4）人无信不立。☆

5. 马和马鞭草

（1）温顺沉静与驰骋千里。

（2）马鞭之威。

（3）肃邪荡涤之力。

（4）不需扬鞭自奋蹄。☆

第二章　中药与农耕文化（2学时）

【目的要求】

（1）能够说出中药命名背后的农耕文化烙印。

（2）深刻理解并体味中药农耕文化中蕴含的自然物候、四时节气、因地制宜、生长育化方面的巧妙寓意。

【教学内容】

1.哇塞，我的小蚯蚓

（1）为啥叫"地龙"？

（2）小蚯蚓，大学问。

（3）让肝素"甘拜下风"的蚓激酶。

（4）上食埃土，下饮黄泉，用心一也。☆

2.总有一份艾，在心中

（1）"躲端午"。

（2）端午三必备。

（3）听话的小屁股。

（4）"益火之源，以消阴翳"的智慧。☆

3.不第后赋菊

（1）"延寿客"。

（2）万里悲秋常作客。

（3）屈原与陶渊明。

（4）"花"的启示。☆

4.怕上火，喝什么

（1）一岁一枯荣。

（2）夏至的启示。

（3）不幸中的万幸。

（4）"藏锋"的智慧。☆

5. 巴蜀之韵

（1）"川"之深意。

（2）川芎、川木通、川牛膝。

（3）"辣妹子"的思考。

（4）药材好，药才好。☆

6. 河北安国中药文化巡礼——祁州之韵 ☆

7. 麦田的守望者

（1）发芽而成。

（2）忽如一夜春风来。

（3）药食同源的神韵。

（4）怎一个"愁"字了得！☆

第三章 中药与儒家文化（2学时）

【目的要求】

（1）能够说出中药命名背后的儒家文化"基因"。

（2）深刻理解并体味中药儒家文化带给国人的关于中庸之道、仁义为先、孝亲敬老、忠诚守信等方面的思考。

【教学内容】

1. 药中"国老"甘草情

（1）国老≈"和事佬"？

（2）坐镇大局的"泰斗"。

（3）方剂中的完美"收官者"。

（4）甘草与构建社会主义和谐社会。☆

2. 山药蛋，黄金蛋

（1）中不中？中！

（2）"飞人"的杀手锏。

（3）山药？薯蓣？

（4）药如人，不可貌相。☆

3. 三是什么？七是什么

（1）如此另类的名字。

（2）滇军威武。

（3）多少钱一斤？哈哈！

（4）云南白药，民族骄傲。☆

4. 白虎威名震天下

（1）何为"石膏"？

（2）扬汤止沸 VS 釜底抽薪。

（3）卫气营血。

（4）石门名医，燕赵骄傲。☆

5. 知母：舐犊情深

（1）真的是"知道母亲"之意吗？

（2）清解与清润之分。

（3）消渴名品。

（4）母慈子孝传佳话（山慈姑、益母草）。☆

6. 远志：醒心杖

（1）何为"志"？

（2）状元汤。

305

（3）心肾的"交通"。

（4）不忘初心，方得始终。☆

第四章　中药与道家文化（2学时）

【目的要求】

（1）能够说出中药与道家文化千丝万缕的关联。

（2）深刻理解并辩证地体味中药道家文化中贵己养生、避世凝神、顺天益身、灵石长命等思想。

【教学内容】

1. 一物皆能兼动植

（1）人鬼情未了。

（2）阴平阳秘，精神乃治。

（3）还有桑寄生、茯苓、肉苁蓉。

（4）博采众长，兼收并蓄。☆

2. 百草之王

（1）人和参。

（2）长白山。

（3）金丹或者鸩毒。

（4）"人参杀人无过"？！☆

3. 宁夏枸杞甲天下

（1）却老子。

（2）塞上江南的馈赠。

（3）离家千里，勿食枸杞。

（4）少熬夜——习大大的叮嘱。

4. 万岁万岁万万岁

（1）朱砂的胜出。

（2）葛洪的最爱。

（3）魏晋风度。

（4）"神龟虽寿，犹有竟时"的觉悟。

第五章　中药与历史文化一（2学时）

【目的要求】

（1）能够说出从远古至三国两晋时期的中药文化典故。

（2）知悉中药在悠久灿烂的历史文化演进中扮演的独特角色。

（3）在本草的故事中汲取拼搏奋进的强大力量。

【教学内容】

1. 神农—他还是从前那个少年

2. 治大国如烹小鲜

3. 大禹治水的启示

4. 后羿与嫦娥

5. 娥皇女英的生命之花

6. 诗经是部中药书（逃之夭夭、蒹葭苍苍、赠以芍药、投以木瓜）

7. 楚王吞蛭

8. 关于屈原

9. 吴越争霸

10. 嬴政的东瀛之盼

11. 汉武大帝

12. 香料之路

13. "椒房"的故事

14. 魏武挥鞭

15. 汉末之疫

16. 仲景之伤

17. 桃园结义

18. 孔明驾到

19. 汉室倾颓

20. 跨越千年的邂逅

21. 志同道合的伴侣

22. 山中宰相

23. 洛阳纸贵

第六章　中药与历史文化二（2学时）

【目的要求】

（1）能够说出唐宋时期的中药文化典故。

（2）知悉中药在悠久灿烂的历史文化演进中扮演的独特角色。

（3）在本草的故事中汲取拼搏奋进的强大力量。

【教学内容】

1. 开创基业

2. 贞观长歌

3. 不爱胭脂爱乾坤

4. 此恨绵绵无绝期

5. 我花开后百花杀

6. 我辈岂是蓬蒿人

7. 一览众山小

8. 相逢何必曾相识

9. 落霞与孤鹜齐飞

10. 孤舟蓑笠翁

11. 还知一勺可延龄

12. 松下问童子

13. 兼收并蓄

14. 双双金鹧鸪

15. 问君能有几多愁

16. 黄袍加身

17. 好一个冰糖葫芦

18. 神行太保的秘诀

19. 千古才女李清照

20. 沙漠黄金

第七章　中药与历史文化三（2 学时）

【目的要求】

（1）能够说出明清时期至今的中药文化典故。

（2）知悉中药在悠久灿烂的历史文化演进中扮演的独特角色。

（3）在本草的故事中汲取拼搏奋进的强大力量。

【教学内容】

1. 十六世纪中国医学百科全书

2. 西游经典

3. 林妹妹的问题

4. 女真的崛起

5. 下江南的最大收获

6. 鹿茸，救命还是夺命

7. 王八救了光绪

8. 老佛爷驾到

9. 医林怪杰

10. 从吐槽君到铁杆粉丝的转变

11. 文山之魂，民族之娇

12. 来自石门的抗疫英雄

13. 闪耀万隆的金钱草

14. 延安女婿

四、学时分布

章次	教学内容	学时分布	
		理论	实践
第一章	中药与生肖文化	2	
第二章	中药与农耕文化	2	
第三章	中药与儒家文化	2	
第四章	中药与道家文化	2	
第五章	中药与历史文化一	2	
第六章	中药与历史文化二	2	
第七章	中药与历史文化三	2	
总复习		2	
合计		16	

五、教学模式及方法

1.推进线上线下混合式教学

教育的目的不仅在于赋予学生专业知识，更重要的是赋予学生综合和创新知识的能力。随着网络信息化教学资源的大规模建设，传统线下授课已不能满足学生主动学习的意愿，更谈不上批判性思维能力的培养。在教学组织实施方面，本课程根据"学生中心，产出导向，持续改进"的教学理念，积极拓展线上线下混合式教学，线上与线下有机融合、互相补充。线上平台拓展学习资源，即时发布自主学习、案例研习、主题讨论等任务，学生通过查阅资料、讨论分析、整合内容等充分的线下准备，保证课堂学习效果，以满足学生对成功的渴望，增强学生自信。

2.多种教学方法并用

中药文化精粹课程具有知识量大、容易混淆、实践性强、学习难度大等特点，教师在教学过程中以传统教学法为主，灵活运用 PBL、CBL、翻转课堂、对分课堂、主题讨论等方法开展教学，以培养学生学习的主动性和创新性。

3.坚持以学生为中心

学生根据教师提供的微视频、课程资源、课程学习任务在课下时间自主学习，在此过程中，学生能够主动与团队成员进行交流，主动提出问题。在课上环节，教师要全面把握学生的课下学习情况，针对学生提出的共性问题集中解答，其他问题可放在课下或线上进行讨论交流。师生有效互动的方式能够加深学生对知识点的理解，从而提升教学效果。

4. 挖掘课程思政元素

中药文化精粹课程以"立德树人"为根本宗旨，教学过程中突出课程思政，深入挖掘体现中药特色的思政元素，结合具体授课内容将爱国情怀、社会责任、敬畏生命、奉献精神等育人元素贯穿于教学过程，充分发挥课堂教学在育人中的主渠道作用。

六、考核评价方式

（1）本课程基于产出导向，以学生发展为中心原则，强化考核评价引导，健全考核评价机制，采用过程性考核与结果性考核相结合的方式，其中过程性考核占60%，结果性考核占40%。

（2）基于本课程的强烈思政特点，过程性考核主要从励志宣言、课堂发言、在线讨论、阶段总结等方面对教学效果进行测量与评价。结果性考核卷面大体结构包括单项选择题、填空题、简答题、论述题、案例分析题等。其中客观题占50%，开放性试题占50%。题目的设置和题干的语言表达，尽量体现思政特色。

（3）完善考核评价反馈环节。每学期开学第一周为考核评价反馈周，任课教师与学生所在班级联系，针对上学期考试中存在的共性问题进行反馈。

七、教材及参考书目

教　材：目前尚无参考教材

参考书目：

[1]　周祯祥，唐德才．临床中药学 [M].北京：中国中医药出版社，2018.

[2]　王建，张冰．临床中药学 [M].北京：人民卫生出版社，2016.

[3]　王建，王诗源．中药学 [M].北京：中国医药科技出版社，2018.

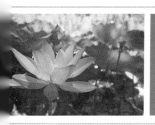

药话大唐教学酝酿与实施

课程类别：人文社科类

课程性质：选修

总 学 时：18学时

学　　分：1分

考核方式：考查

开课单位：药学院临床中药学教研室

一、课程简介

本课程是医、药、文、史多学科融合性素质提升课程，创造性地以历史为轴、以文化为枢，将近百味中药的讲解融入大唐王朝289年的历史中，精心设置了"晋阳起兵""喋血玄武""贞观之治""一代女皇""开元盛世""马嵬驿下""奉天之难""永贞血泪""元和中兴""蹴鞠皇帝""甘露之变""不第赋菊"等独特教学章节，全面展现一幕幕气势恢宏、波澜壮阔历史大戏背后蕴含的"本草音符"，以"模拟现场"的"沉浸式"教学手法，使学生充分领略中药背后的历史脉络、文化情怀和民族精神，在大唐盛世的图景中感受"王者荣耀"带来的自豪感、沧桑感和使命感，进一步传承精华、守正创新，在中华民族伟大复兴的征程中，谱写属于自己的"青春之歌"。

二、课程目标

（一）知识目标

（1）熟记晋阳起兵、玄武门兵变、贞观之治、开元盛世、安史之乱、永贞革新、元和中兴、甘露之变、黄巢起义等唐朝重大历史事件。

（2）通过学习历史，加深对代赭石、酸枣仁、金银花等近百味中药性效特点的认识与体会。

（二）能力目标

（1）能够说出唐代史实和典故背后蕴含的中药元素。

（2）能够对贞观之治、丝绸之路、两税法、安西四镇、黄巢起义等的重要意义与影响进行初步阐述。

（三）价值目标

通过学习嵌入了本草典故的唐代历史文化，充分领略中药背后的历史脉络、文化情怀和民族精神，在大唐盛世的图景中感受"王者荣耀"带来的自豪感、沧桑感和使命感，进一步传承精华、守正创新，进一步做到学史明理、学史增信、学史崇德、学史力行，为中华民族伟大复兴贡献当代青年学子的"最好成绩"。

三、目的要求与教学内容

第一章　晋阳起兵　喋血玄武（3学时）

【目的要求】

（1）熟记晋阳起兵、创建"医学"、宣武门病变、贞观之治等重大历史事件。

（2）初步洞悉历史事件背后的中药文化神韵。

【教学内容】

代赭石、石膏、"医学"、天麻、酸枣仁、徐长卿、蝉蜕、大黄、人参、蜈蚣。

第二章　贞观之治　一代女皇（3学时）

【目的要求】

（1）熟记永徽之治、贞观遗风、一代贤相、贞观之治、滕王阁序、三让天下等重大历史事件。

（2）初步洞悉历史事件背后的中药文化神韵。

【教学内容】

石榴皮、益母草、丁香、甘松、茜草、冬虫夏草、《新修本草》、甘草、淡豆豉、砒霜、马钱子、金银花、夏枯草。

第三章　开元盛世　马嵬驿下（3学时）

【目的要求】

（1）熟记开元盛世、山水田园、边塞风骨、安史之乱、千秋诗圣、马嵬驿下、吐蕃进犯等重大历史事件。

（2）初步洞悉历史事件背后的中药文化神韵。

【教学内容】

仙茅、鹿茸、羌活、独活、锁阳、当归、桑叶、桑枝、桑白皮、桑葚、麻黄、紫苏叶、紫苏子、柳、吴茱萸、黄芪、辛夷、海藻、罗布麻、五加皮、郁金、琥珀、菟丝子、石韦、天仙子、枸杞子、白头翁、黄精、苍耳子、侧柏叶、阿胶、青黛、荔枝核、山药。

第四章　奉天之难　永贞血泪（3学时）

【目的要求】

（1）熟记两税法、泾原兵变、奉天之难、宦官日盛、永贞革新等重大历史事件。

（2）初步洞悉历史事件背后的中药文化神韵。

【教学内容】

马齿苋、石斛、车前子、马勃、决明子、生地黄、牡丹皮、地龙、桃仁、竹叶、竹茹、竹沥、天竺黄、蕲蛇、淫羊藿、茯苓。

第五章　元和中兴　蹴鞠皇帝（3学时）

【目的要求】

（1）熟记元和中兴、牛李党争、阿房宫赋、紫草之变等重大历史事件。

（2）初步洞悉历史事件背后的中药文化神韵。

【教学内容】

乌药、朱砂、苍术、艾叶、石菖蒲、牛膝、鸡血藤、狗脊、"丝路中药之旅"专题、紫草。

第六章　甘露之变　不第赋菊（3学时）

【目的要求】

（1）熟记甘露之变、会昌中兴、黄巢起义、朱温篡唐等重大历史事件。

（2）初步洞悉历史事件背后的中药文化神韵。

【教学内容】

甘露子、半夏、生姜、巴豆、僵蚕、犀角、诃子、小茴香、菊花。

四、学时分布

章次	教学内容	学时分布	
		理论	实践
第一章	晋阳起兵　喋血玄武	3	
第二章	贞观之治　一代女皇	3	
第三章	开元盛世　马嵬驿下	3	
第四章	奉天之难　永贞血泪	3	
第五章	元和中兴　蹴鞠皇帝	3	
第六章	甘露之变　不第赋菊	3	
合计		18	

五、教学模式及方法

讲授法：讲解主要课程内容，做到熟练清晰、有感染力，必要时运用肢体语言，给学生形成强烈的视听印象，深深将所学内容记在脑海里。

比较法：重在新旧药物功效对比，"求同存异"，了然于胸。

PBL 法：恰到好处地提出有深度、值得思考的问题，分组讨论，集思广益。

演示法：通过多媒体课件、动画等形式，增强学生的感性认识。

启发法：采用多种方式启发学生思维，调动学生学习的积极性和主动性。

在充分运用多媒体课件、饮片实物与板书教学的同时，注重表达的技巧，争取"以语言取胜"，运用"文艺范儿"十足的语言为课堂增添诗意和激情。

六、考核评价方式

（1）本课程基于产出导向，以学生发展为中心原则，强化考核评价引导，健全考核评价机制，采用过程性考核与结果性考核相结合的方式，其中过程性考核占 60%，结果性考核占 40%。

（2）基于本课程的思政特点，过程性考核主要从听课感悟、课堂发言、在线讨论、阶段总结等方面对教学效果进行测量与评价。结果性考核以撰写论文（开卷）的形式展开。

（3）完善考核评价反馈环节。每学期开学第一周为考核评价反馈周，任课教师与学生所在班级联系，针对上学期考试中存在的共性问题进行反馈。

七、教材及参考书目

教　材： 暂无

参考书目：

[1]　吕思勉．唐朝大历史 [M]．北京：北京联合出版公司，2019．

[2]　王小帅．细读唐朝三百年 [M]．北京：华文出版社，2021．

八、学习资源

1．线上资源：《从长安到罗马》，央视纪录片，各大平台．

2．线下资源：《丝绸之路：十二种唐朝人生》．

基于"ETC"的中药学课程思政要目总览

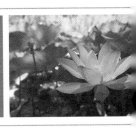

　　中药学教学，应始终坚持以习近平新时代中国特色社会主义思想为指导，教学中做到热情洋溢、朝气蓬勃，突出"课程思政"，渗透优秀文化，坚定理想信念，彰显核心价值，激发筑梦情怀、春风化雨、启智润心，打造融医、药、文、史于一体的魅力课堂。笔者在教学中坚持"以文化人、以文育人"，整合教学资源，创新教学模式，创造性地将中药学教学内容重新整合为"远古先贤""诗经春秋""秦皇汉武""三分归一""大唐荣光""诗歌巅峰""东京梦华""明清风云""民国激荡""再造辉煌"等独特的教学内涵，以历史为轴，以文化为枢，在保证基本教学要求的前提下，极大地培育了学生的中药文化情怀。

序号	教学内容	E—思政（文化）元素	T—引入时机	C—思政（文化）内涵	备注
总论部分					
1	中药学的起源与发展——原始社会	"只是因为在人群中多看了你一眼"	前引入	远古先民的勤劳、勇敢与智慧	歌词诵读
2	中药学的起源与发展——原始社会	他还是从前那个少年——神农尝百草	后引入	探索精神、开拓精神 奉献精神、牺牲精神	歌词诵读
3	中药学的起源与发展——夏商周	"汤"的起源（伊尹）	即时引入	1. 创新精神 2. "治大国如烹小鲜"	
4	中药学的起源与发展——秦汉时期	《神农本草经》	即时引入	1. 崇古的风尚 2. 理性的思考与继承 3. 跨越时空的经典 4. 中药的优势 5. 优秀传统文化对中医药的影响	
5	中药学的起源与发展——三国两晋时期	《本草经集注》	即时引入	1. 首创精神 2. 淡泊名利的品格	
6	中药学的起源与发展——隋唐时期	盛世大唐与《新修本草》	即时引入	1. 首创精神 2. 民族自豪感	思政金句

续表

序号	教学内容	E-思政（文化）元素	T-引入时机	C-思政（文化）内涵	备注
7	中药学起源与发展——宋金元	1.《证类本草》 2. 国家药局的设立 3. 东京梦华	前引入 即时引入	1. 首创精神 2. 民族自豪感 3. 中药振兴的政策优势	思政金句
8	中药学起源与发展——明清时期	《本草纲目》	即时引入	1. 奋斗精神 2. 求是精神	
9	中药学起源与发展——明清时期	《本草纲目拾遗》 《串雅》	即时引入	1. 批判与继承精神 2. 博采众长、兼收并蓄	
10	中药学起源与发展——民国时期	《中国药学大辞典》	前引入 后引入	1. 中医药的顽强图存 2. 大国医的气概与担当	
11	中药学起源与发展——新中国时期	中医药高等院校教育	即时引入	河北中医学院的辉煌历史	思政金句
12	中药学起源与发展——新中国时期	《中华人民共和国中医药法》	即时引入	1. 中药的光明前景 2. 坚定的专业自信	
13	中药学起源与发展——新中国时期	《习近平总书记关于中医药发展的重要论述》	后引入	1. 中药的光明前景 2. 坚定的专业自信 3. 献身中医药事业的信念	思政金句

续表

序号	教学内容	E- 思政（文化）元素	T- 引入时机	C- 思政（文化）内涵	备注
14	中药的产地	道地药材	即时引入	中医文化地理	
15	中药的产地	祁都药韵	突出引入	1. 祁州中药文化解读 2. 爱家乡、爱母校的情怀	独立教学环节专门PPT讲解
16	中药的炮制	炮制虽繁，必不敢省人工；品味虽贵，必不敢减物力	后引入	1. 工匠精神 2. "做好药，为中国"	思政金句
17	中药的性能	四气五味——由中药房向厅堂的转变	前引入	中药与饮食文化	
18	中药的性能	"大毒治大病"（陈竺等）	即时引入	1. 人命至重，有贵千金 2. 由砒毒到金丹的悲悯情怀	
19	中药的配伍	七情	后引入	1. 药情，亦是人情 2. 平等与和谐 3. 公正与法制	思政金句
20	中药的禁忌	不能相见的缘分	后引入	对生命的敬畏之心	
21	中药的禁忌	孟浩然的悲剧	即时引入	对疾病与健康的深切认知	

续表

序号	教学内容	E- 思政（文化）元素	T- 引入时机	C- 思政（文化）内涵	备注
22	中药的禁忌	真反，还是假反	后引入	1. 批判的探索精神 2. 中药的现代化解读	
解表药					
23	麻黄	中国药理学奠基人——陈克恢与麻黄素	后引入	我的中国心	
24		麻黄与毒品	后引入	"三观"教育 "底线"教育	
25		仲景的"御用女主角"	即时引入	伤寒论的"张弛有度"	思政金句
26	桂枝	建安之疫	即时引入	伤寒论中的大医情怀	
27		坐堂的由来	即时引入	心系苍生的大医情怀	
28	紫苏叶	日本料理的门道	即时引入	"三才养养"的内涵	
29	生姜	神农的救星	前引入	中药文化解读	
30	羌活	羌笛何须怨杨柳	前引入	综合文化素养	
31	白芷	"都溧丸"的由来	即时引入	综合文化素养	
32		诸葛亮与黄月英	后引入	综合文化素养	

续表

序号	教学内容	E-思政（文化）元素	T-引入时机	C-思政（文化）内涵	备注
33	牛蒡子	普济消毒饮的故事	即时引入	大医情怀	
34	蝉蜕	"金蝉子"的一生	前引入	1. 默默奉献的初心教育 2. 西游文化	思政金句
35		我花开后百花杀	前引入	综合文化素养	吟诗
36	菊花	屈原与陶渊明	前引入	综合文化素养	吟诗
37		万里悲秋常作客	即时引入	中药与节令文化	吟诗
38		"延寿客"	后引入	中药与养生文化	
39	柴胡	八路军的杰作	即时引入	爱国主义教育 艰苦奋斗教育	
40	葛根	葛洪的根	前引入	大医精神	
41	淡豆豉	《滕王阁序》的后续	即时引入	中药文化解读	吟诗
清热药					
42	石膏	《石灰吟》中的风骨	前引入	综合文化素养 爱国与牺牲精神	吟诗
43		石门名医郭可明	即时引入	中药抗疫精神	

续表

序号	教学内容	E－思政（文化）元素	T－引入时机	C－思政（文化）内涵	备注
44	知母	由"知道母亲"说起	后引入	1. 中药药名与儒家文化 2. 中西文化差异解读	
45	芦根	兼葭苍苍的浪漫	前引入	综合文化素养	吟诗
46		小兵张嘎的传奇	前引入	爱国主义、英雄主义精神	
47	竹叶、淡竹叶	张飞的"酒"	即时引入	中药文化解读	
48	栀子	佳人如拟咏 何必待寒梅	前引入	综合文化素养	吟诗
49	夏枯草	急流勇退的智慧	前引入	中药象文化	
50		王老吉的凉茶传奇	前引入	中药与地域文化	
51	决明子	白居易的眼病诗	即时引入	综合文化素养	吟诗
52	黄芩	李时珍的救命药	即时引入	中药文化解读	
53	龙胆	什么龙？	即时引入	中药与生肖文化	
54	银花、连翘	连花清瘟胶囊	即时引入	榜样的力量 创新的精神 （吴以岭）	

续表

序号	教学内容	E—思政（文化）元素	T—引入时机	C—思政（文化）内涵	备注
55	青黛	一线明眸怅黛眉	前引入	综合文化素养	吟诗
56		青出于蓝而胜于蓝	前引入	传承精华，守正创新	
57		陈竺与青黛散	即时引入	创新精神	
58	土茯苓	风尘之患	即时引入	树立正确三观 远离恶习糟粕	
59	鱼腥草	卧薪尝胆	即时引入	综合文化素养	
60		折耳根的神通	即时引入	中药抗疫优势	
61	马勃	牛渡马勃，兼收并蓄	前引入	综合文化素养	
62	白头翁	草堂之泄何处寻	即时引入	综合文化素养	吟诗
63	马齿苋	最后一个太阳的报恩	前引入	中药与远古传说	
64	生熟地黄	与君咳肥马 可使照地光	即时引入	中药文化解读	吟诗
65	牡丹皮	牡丹之歌	前引入	综合文化素养	吟唱
66	青蒿	呦呦鹿鸣	突出引入	1.先贤的智慧 2.道医葛洪的传奇 3.奉献精神与牺牲性精神	播放诺奖视频

续表

序号	教学内容	E-思政（文化）元素	T-引入时机	C-思政（文化）内涵	备注
泻下药					
67	大黄	"以通为补"的神韵	即时引入	中医的致病观	
68		中医不能治疗急症？	即时引入	中医药的传承与创新	
69	芦荟	埃及艳后的最爱	前引入	综合文化素养	
70	火麻仁	巴马的长寿秘诀	前引入	中药养生文化	
祛风湿药					
71	徐长卿	"我叫徐长卿"	前引入	中药药名文化	
72	川乌	神农的终结者	即时引入	敬畏文化	
73	蕲蛇	无它乎？	即时引入	中药药名文化	
74	木瓜	投我以木瓜	前引入	综合文化素养	吟诗
75	五加皮	李白斗酒诗百篇	前引入	中药文化解读	吟诗
76	狗脊	狗的脊柱？	后引入	中药与生肖文化	
化湿药					
77	广藿香	藿香和正气的关系	即时引入	中药文化解读	
78	佩兰	纫秋兰兮以为佩	主体引入	综合文化素养	吟诗
79	苍术	松下问童子	前引入	中药文化解读	吟诗

续表

序号	教学内容	E—思政（文化）元素	T—引入时机	C—思政（文化）内涵 综合文化素养	备注
80	豆蔻	豆蔻梢头二月初	前引入		吟诗
利水渗湿药					
81	茯苓	"伏灵"的传奇	前引入	中药药名文化	
82		老佛爷的最爱	后引入	中药文化解读	
83	薏苡仁	交趾之战	前引入	1. 中药文化解读 2. 中药药象阐释	
84	玉米须	李商隐的情思	即时引入	中药文化解读	
85	车前子	霍去病的神助手	前引入	中药文化解读 爱国主义精神	
86	木通	都是减肥惹的祸	即时引入	中药用药安全意识 中医药国际化的困扰	
87	茵陈	华佗三试茵陈	即时引入	求是精神 实践精神	
88	金钱草	苏加诺的福音	即时引入	中药——献给全世界的馈赠（中药文化自信）	
温里药					
89	附子	火神的传奇	即时引入	中药用药安全意识	

续表

序号	教学内容	E-思政（文化）元素	T-引入时机	C-思政（文化）内涵	备注
90	肉桂	西施的困惑	即时引入	中药药性解读	思政金句
91	吴茱萸	王维的情思	前引入	中药与节令文化	
92	丁香	古代的"绿箭"	即时引入	中药文化解读	
93	花椒	赵飞燕的"闺蜜"	即时引入	中药文化解读	
94		雄赳赳、气昂昂	即时引入	伟大的抗美援朝精神	
理气药					
95		陈久者良	前引入	中药炮制文化 工匠精神	思政金句
96	陈皮	橘井泉香	前引入	中药（校园）文化	
97		陆绩怀橘	前引入	中华传统孝悌文化	
98		一物多能	后引入	中药的博大精深	
99	枳实	晏子使楚	前引入	综合文化素养	
100	乌药	鉴真东渡	即时引入	中医药对外文化交流 中医药文化自信	

续表

序号	教学内容	E-思政（文化）元素	T-引入时机	C-思政（文化）内涵	备注
101	荔枝核	一骑红尘妃子笑	前引入	综合文化素养	吟诗
102	薤白	大蒜与丞相	即时引入	中药文化解读	
消食药					
103	山楂	张锡纯眼中的化瘀圣品	前引入	中药文化解读	
104	莱菔子	换个红顶子	即时引入	中药文化解读	
105	鸡内金	想起了乌鸡白凤丸	即时引入	中药与生肖文化	
驱虫药					
106	使君子	刘禅的故事	即时引入	中药文化解读	
止血药					
107	侧柏叶	永远向西	即时引入	中药药名文化	
108	三七	奇怪的名字	前引入	中药药名与象数文化	
109		峥嵘岁月铸辉煌	即时引入	1. 曲焕章的大医情怀 2. 伟大的爱国主义精神	
110	茜草	千古和亲第一人	即时引入	1. 综合文化素养 2. 民族融合与团结	

续表

序号	教学内容	E-思政（文化）元素	T-引入时机	C-思政（文化）内涵	备注
111	蒲黄	蒲草韧如丝	前引入	综合文化素养	
112	艾叶	罗浮山下的女神	即时引入	1. 大医精神 2. 针灸学的发展与推动	
113	灶心土	钱乙黄土救太子	即时引入	中药文化解读	
活血化瘀药					
114	川芎	魏武帝的老毛病	即时引入	中药文化解读	
115		芎与号	前引入	中药药名文化	
116	郁金	兰陵美酒郁金香	即时引入	综合文化素养	吟诗
117	乳香、没药	丝路飘香	突出引入	1. 中医药文化自信 2. 中医药"走出去"战略	采用专题讲座形式开展
118	五灵脂	最值钱的便便	前引入	中药的博大精深	
119	红花	胭脂？焉支！	后引入	中药文化解读	
120	桃仁	逃之天天	前引入	中药文化解读	
121	益母草	武后留颜方	后引入	中药美容文化	专题
122	牛膝	牛的膝盖？	即时引入	中药药名与农耕文化	

续表

序号	教学内容		E-思政（文化）元素	T-引入时机	C-思政（文化）内涵	备注
123	鸡血藤		鸡的什么？	主题引入	中药与生肖文化	
124	马钱子		问君能有几多愁	前引入	中药文化解读	
125	刘寄奴		人道寄奴曾住	即时引入	中药药名文化	
126	穿山甲		再见，再也不见！	即时引入	中药药源保护理念	
化痰止咳平喘药						
127	半夏		双双金鹧鸪	即时引入	中药文化（七情）	吟诗
128	白附子		汹涌的"韩流"	即时引入	中医药文化交流	
129	芥子		"三伏贴"里的主力	即时引入	中药外用文化	
130	瓜蒌		刷盘子的学问	即时引入	中药应用神韵	
131	竹茹		一襄烟雨任平生	前引入	中药文化解读	吟诗
132	苦杏仁		有个小主叫陵容	即时引入	中药文化解读	
133	桑白皮		桑的家族	总结引入	1. 中药文化与农业文明 2. 桑蚕经济与温病学说	
134	洋金花		智取生辰纲	即时引入	中药与文学名著	
安神药						

续表

序号	教学内容	E—思政（文化）元素	T—引入时机	C—思政（文化）内涵	备注
135	朱砂	吾皇万岁万万岁	后引入	中华文化解读	
136		葛洪的惊喜	后引入	1. 丹药文化 2. 岭南中医药发展	吟诗
137		白居易的可贵觉悟	后引入	丹药文化与魏晋风度	
138	酸枣仁	玄武门的梦魇	即时引入	中药文化解读	
139	灵芝	徐福的使命	即时引入	综合文化素养	
140	合欢皮	娥皇女英	即时引入	综合文化素养	
141	远志	姜维的难言之隐	即时引入	忠诚爱国的精神	
平肝息风药					
142	牡蛎	我自闲庭信步	前引入	中药文化解读	
143	代赭石	大唐北都	前引入	中药地域文化	
144	罗布麻叶	楼兰的馈赠	即时引入	中药与西域文化	
145	天麻	"治风圣药"的传奇	即时引入	中药文化解读	
146	地龙	黄袍加身后的苦楚	即时引入	中药名文化	
开窍药					

续表

序号	教学内容	E—思政（文化）元素	T—引入时机	C—思政（文化）内涵	备注
147	麝香	诸葛行军散	即时引入	中药文化解读	
148	苏合香	长安瘟疫的救世主	即时引入	中药文化交流	
149	石菖蒲	端午必备	即时引入	中药与节令文化	
补虚药					
150	人参	东北真的很冷	即时引入	中药地域文化	
151		不是所有中药都叫"参"	即时引入	中药文化解读	
152		感动洪承畴的参汤	即时引入	综合文化素养	
153		人参杀人无过	即时引入	中药用药安全意识	
154	西洋参	"西洋"是哪里	后引入	中西药论争	
155	黄芪	一代名医陆黄氏	即时引入	1. 领略大医风采 2. 感受大医情怀	
156	山药	苏东坡的山药粥	即时引入	中药文化解读	
157	甘草	国老的评选标准	即时引入	中药文化解读	
158	红景天	高原神药	即时引入	民族药的传承与发扬 航天中药探索	
159	鹿茸	咸丰之死	即时引入	对人生的思考与感悟——真正的 延寿之道	

续表

序号	教学内容	E- 思政（文化）元素	T- 引入时机	C- 思政（文化）内涵	备注
160	淫羊藿	柳宗元的足疾	即时引入	中药与生肖文化	
161	仙茅	渔阳鼙鼓动地来 惊破霓裳羽衣曲	即时引入	中药文化解读	
162	杜仲	天麻杜仲曹操鸡	即时引入	中药文化解读	
163	肉苁蓉	沙漠黄金	前引入	中药与地域文化	
164	沙苑子	永乐公主	即时引入	中药文化解读	
165	冬虫夏草	蒲松龄的惊叹	前引入	1. 中药文化解读 2. 民族药振兴	吟诗
166	阿胶	子建的梦中情人	前引入	阿胶中药文化	吟诗
167		走进大明宫的女人	中引入	中药文化解读	吟诗
168		兰贵人的关键一役	后引入	综合文化素养	
169	黄精	扫除白发黄精在	即时引入	中药文化解读	吟诗
170	枸杞子	还知一勺可延龄	即时引入	中药文化解读	吟诗
171	女贞子、旱莲草	二至的邀约	总结引入	中药文化解读	思政金句
172	龟甲	神龟虽寿	前引入	中药文化解读	吟诗
173	鳖甲	主人教了光绪	即时引入	中药文化解读	